Pourquoi je n'arrive pas à maigrir ?
Tout savoir pour y parvenir

Nicolas Robin

POURQUOI JE N'ARRIVE PAS A MAIGRIR ?

TOUT SAVOIR POUR Y PARVENIR

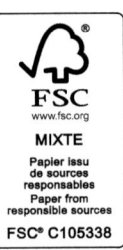

En application de l'art. L.137-2.-I. du code de la propriété intellectuelle, toute reproduction et/ou divulgation de parties de l'oeuvre dépassant le volume prévu par la loi est expressément interdite.

© Nicolas Robin, 2024

Relecture : Robin Annick
Correction : Michel Robin
Autres contributeurs : Komla-Soukha Nancy

Édition : BoD · Books on Demand GmbH, In de Tarpen 42, 22848 Norderstedt (Allemagne)
Impression : Libri Plureos GmbH, Friedensallee 273, 22763 Hamburg (Allemagne)

ISBN : 978-2-3224-9741-6
Dépôt légal : Novembre 2024

Table des matières

1. **Introduction générale** — 11
   - 1.1. Présentation de la problématique de la perte de poids
   - 1.2. Des obstacles à la perte de poids
2. **Principes fondamentaux de la perte de masse corporelle** — 16
   - 2.1. Principes de base et notions clés
   - 2.2. Les facteurs physiologiques
3. **Promesses illusoires et pièges à éviter** — 30
   - 3.1. Analyse des erreurs fréquentes dans les régimes
   - 3.2. Mythes et contre-vérités concernant la perte de poids
4. **Aspects psychologiques de la perte de poids** — 38
   - 4.1. Influences des émotions sur les habitudes alimentaires
   - 4.2. Gestion du stress et impact sur le poids
5. **Adapter son mode de vie** — 48
   - 5.1. Rôle essentiel de l'activité physique
   - 5.2. Importance du sommeil
   - 5.3. Construire des habitudes de vie saines
6. **Principes de base en nutrition** — 65
   - 6.1. Equilibrer les nutriments essentiels
   - 6.2. Conseils, astuces et recommandations
7. **Identifier et surmonter les obstacles personnels** — 77
   - 7.1. Analyser les blocages personnels à la perte de poids
   - 7.2. Trouver des solutions adaptées à chaque individu
8. **Importance du soutien** — 81
   - 8.1. Le rôle des professionnels de santé
   - 8.2. Importance du soutien personnel
9. **Développer des habitudes durables et réalisables** — 86
   - 9.1. Construire des habitudes « saines » à long terme
   - 9.2. Maintenir la perte de poids sur le long terme
10. **Quelques réponses aux questions fréquentes** — 93
    - 10.1. Quatorze questions réponses
11. **Conclusions** — 102

Annexes

I. Composition des repas et ingestion de liquides — 106
II. Exercices de renforcement musculaire à réaliser chez soi avec évolution du niveau de difficulté — 107
III. Dix idées de préparations pour accompagner vos apéritifs (sucrés / salés) — 110
IV. Dix idées de boissons pour vos apéritifs — 114

1. Introduction générale

1.1. Présentation de la problématique

La quête de la perte de poids, ou plus précisément de la diminution de la masse corporelle adipeuse (familièrement appelée perte de graisse) est une expérience commune à des millions de personnes à travers le monde. Cette quête engendre des défis multifactoriels (physiques, nutritionnels, physiologiques, émotionnels, sociaux, psychologiques…) complexes qui peuvent nécessiter le recours à des professionnels compétents et expérimentés (i.e., médecins généralistes, spécialistes, psychologues, nutritionnistes, professeurs d'APAS, etc.). En effet, cet ouvrage n'a pas vocation à remplacer ou minorer l'importance de disposer d'un accompagnement d'experts, mais va plutôt évoquer différentes facettes de la perte de poids pour l'aborder de façon plus globale et compréhensible par tous, afin de vous aider à maigrir.

Dans les chapitres à venir, nous aborderons plusieurs notions permettant de mieux comprendre « pourquoi je n'arrive pas maigrir », en apportant des connaissances de base, vulgarisées et accessibles. Puis nous explorerons différentes stratégies et suggestions afin de vous aider à surmonter les obstacles liés à la diminution de la masse grasse corporelle pour atteindre vos objectifs de perte de poids, améliorer votre état de forme et votre bien être. Enfin, après avoir identifié les erreurs qu'il ne faut pas commettre, nous identifierons les mythes et contre-vérités sur les régimes et nous apporterons des réponses aux principales questions que l'on se pose sur l'alimentation et les stratégies pour maigrir. Des annexes viendront enfin compléter les notions, proposer des exemples appliqués et des recettes que vous pourrez suivre.

Lorsqu'on s'intéresse à la perte de poids, il est nécessaire de se pencher sur les expériences que vous avez précédemment entreprises dans ce périple. Que vous ayez déjà tenté des régimes de différents types, suivi des programmes d'entraînement sportifs intensifs ou expérimenté des approches dont certaines pourraient être qualifiées d'extrêmes voire risquées pour votre santé, il est probable que vous ayez été confronté à des échecs ou résultats mitigés et que vous vous posiez la question : pourquoi moi je n'y arrive pas ? Nous souhaitons instaurer une connexion empathique en explorant les sentiments de frustration, de découragement mais surtout d'espoir qui accompagnent souvent ces tentatives de transformation physique, de modification des habitudes de vie et de recherche d'un « mieux être » global. La notion de poids (idéal), au-delà de son aspect purement physique, est souvent associée à des notions d'estime, d'image et de confiance en soi mais aussi d'émotions ressenties, d'envies et de pulsions. La reconnaissance de ces éléments physiologiques, sociaux, psychologiques et émotionnels contribue à la création d'une toile de fond complexe, dans laquelle la perte de poids ne se résume pas à une simple question d'ingestion d'aliments et de calories brûlées. Nous allons examiner les raisons pour lesquelles c'est un véritable défi, particulièrement complexe, qui sera entravé par de très nombreux obstacles que vous devriez être en mesure de surmonter seul ou en étant accompagné si vous le jugez nécessaire. Une meilleure compréhension de ces obstacles nous paraît être une première étape essentielle, avant de chercher à élaborer des stratégies individualisées efficaces, réalistes et durables de perte de poids que nous aborderons tout au long de cet ouvrage.

1.2. Des obstacles à la perte de poids

Les promesses des régimes ventant des pertes de poids extrêmement rapides (en quelques jours ou un nombre très limité de semaines) tout comme les solutions miraculeuses et sans efforts dites médicales, (alors qu'elles ne le sont absolument pas), sont malheureusement monnaies courantes dans l'univers commercial et le business très rentable des méthodes de perte de poids. Ces techniques ou pseudo « remèdes miracles » utilisent très souvent des images « avant-après » pour tenter de convaincre de potentiels clients et sont totalement illusoires, inadaptées voir risquées pour la santé des consommateurs. Il ne faut absolument pas tomber dans ce genre de piège, dans lequel ce qui risque le plus de « diminuer », ce n'est pas votre indice de masse corporelle mais plutôt votre compte en banque, votre motivation, votre bien-être et votre capital santé.

Soyez patients et pas trop ambitieux : maigrir de façon appropriée ressemblera généralement plus à un marathon qu'à une course de vitesse. Mais ayez confiance en vous, restez positifs, vous allez y arriver.

La perte de poids est souvent envisagée comme un défi superficiel consistant simplement à perdre quelques kilos, mais cette perspective ne rend absolument pas compte de la complexité sous-jacente du processus. En développant les aspects physiologiques en lien avec la perte de poids, nous explorerons comment notre corps réagit à la restriction calorique, à l'activité physique et sportive et à d'autres interventions visant à favoriser la perte de graisse corporelle et affiner la silhouette. Des concepts tels que le métabolisme de base, la composition corporelle et l'activité hormonale seront évoqués, dans la suite de cet ouvrage, afin de permettre une meilleure compréhension des mécanismes physiologiques impliqués dans la perte de poids.

Le corps humain est un système complexe et chaque individu est unique et différent des autres : avec des profils génétiques, des métabolismes, des réponses hormonales, des adaptations à l'activité physique propres à chaque individu. Nous ne sommes pas tous identiques, et ce qui fonctionnera pour une personne, pourra ne pas être adapté ou sera moins efficace pour une autre personne, ce qui peut engendrer de la frustration, un sentiment d'injustice ou une certaine forme d'incompréhension. En effet, parmi les obstacles à la perte de poids et les différences interindividuelles face à des régimes alimentaires ou des programmes d'activités physiques et sportives, on pourra retrouver : le métabolisme de base (propre à chaque individu, avec des personnes brûlant plus de calories au repos que d'autres…), la sensibilité à l'insuline ou la génétique. Il sera donc nécessaire d'élaborer des stratégies individuelles adaptées à votre profil.

Nous apporterons également un éclairage psychologique afin de favoriser la compréhension des aspects émotionnels en lien avec la surcharge pondérale (i.e., les kilos en trop) ou les aliments. Par exemple, la nourriture peut être une source de stress, de culpabilité mais également de réconfort. Une meilleure compréhension de ces connexions entre stress, émotions, alimentation, perte de poids, mode de vie, idéal de soi… pourra favoriser l'élaboration de stratégies individualisées allant au delà des aspects physiques liés à la simple perte de kilos sur une balance (objectif d'un nombre de kilogrammes sur le pèse personne), afin de promouvoir un changement stable et durable dans le temps, associé à un « mieux être global ». Les habitudes alimentaires émotionnelles (e.g., manger quand on est stressé, déprimé, pour compenser un manque ou célébrer des évènements…), les comportements alimentaires situationnels (e.g., lors d'apéros, de fêtes ou de repas de famille), les comportements alimentaires impulsifs (e.g., consommer tout le paquet de gâteau, la totalité du pot de pâte à tartiner ou céder à des envies soudaines de nourriture au bureau en allant au distributeur etc.), ainsi que les schémas de pensées (e.g., pensée du tout ou rien, de victime, de comparaison ou de récompense alimentaire), pourront représenter des obstacles à la perte de poids que nous aborderons dans la suite de l'ouvrage.

Enfin, il est important de relever que le stress, notamment s'il est chronique, et les habitudes de vie peuvent représenter des freins à la perte de poids. En effet, lorsque nous sommes stressés, notre organisme produit du cortisol qui pourra favoriser la prise de poids, notamment au niveau de la zone abdominale. C'est pourquoi, mieux comprendre comment le stress impacte notre corps et comment nos habitudes de vie peuvent le diminuer, notamment avec un sommeil de meilleur qualité et une activité physique et sportive régulière, vous permettra de développer des programmes complets, adaptés, équilibrés et aux bénéfices multiples (santé, mieux être physique et psychologique, confiance en soi...).

Cet ouvrage ne prétend pas offrir une solution unique et miracle à tous les lecteurs, mais va plutôt vous guider dans l'élaboration d'une approche personnalisée, compréhensible et réaliste de votre propre perte de poids. En effet, au regard de la Figure 1.1, il suffit d'un coup d'œil pour comprendre que se limiter à uniquement suivre un régime alimentaire type, proposé pour tous mais adapté pour aucune personne en particulier, ne tiendra absolument pas compte des multiples facteurs qui peuvent représenter des obstacles à la perte de poids, et sera probablement voué à l'échec.

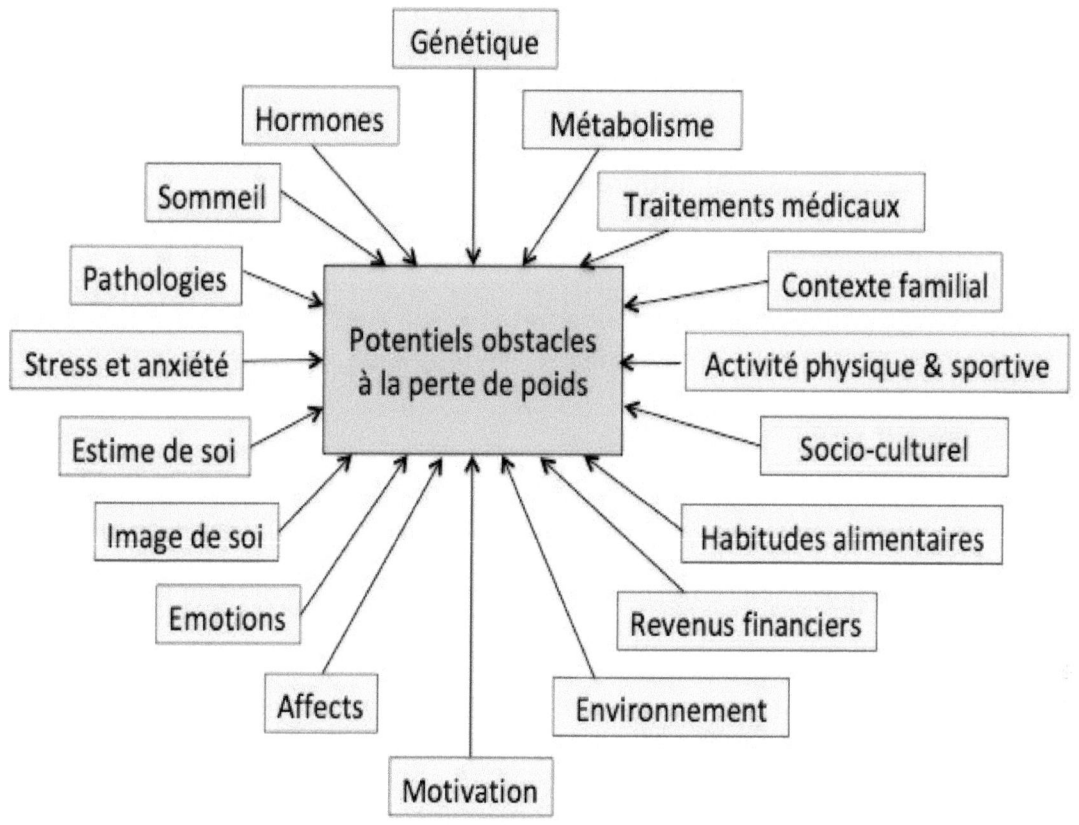

Figure 1.1. Facteurs pouvant représenter des obstacles à la perte de poids (liste non exhaustive).

Avant de plonger dans les conseils pratiques, il nous semble important de mieux connaître les principes fondamentaux de la perte de masse corporelle au regard d'un éclairage basé notamment sur des notions de physiologie (biologie) que nous allons développer et expliciter dans le chapitre suivant.

2. Principes fondamentaux de la perte de masse corporelle

2.1 Principes de base et notions clés

Perdre du poids est généralement perçu comme un défi complexe, mais au cœur de ce dernier se trouvent des principes fondamentaux qui vont orienter vos efforts. Une meilleure compréhension de ces principes de base nous paraît essentielle pour élaborer des stratégies plus efficaces.

Dans un premier temps, il est important de rappeler que la prise de poids est principalement la conséquence d'un déséquilibre entre les apports alimentaires et les dépenses énergétiques (i.e., activités physiques et métabolisme de base) qui aboutit à un stockage de masse adipeuse (i.e., tissus graisseux) corporelle comme indiqué dans la figure 2.

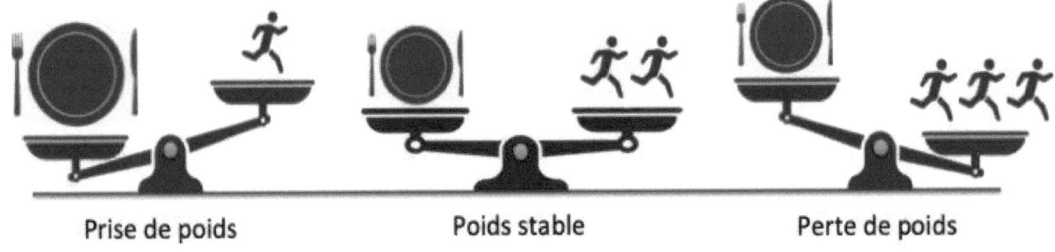

Balance énergétique
Différence entre apports (alimentation) et dépenses (activité physique & sportive et métabolisme de base)

Figure 2.1. Illustration de la balance énergétique

Ainsi, en retournant « le problème », vous comprendrez aisément que la perte de poids sera la conséquence d'un déficit calorique qui repose sur le principe général que, pour perdre du poids, vous devez « brûler » plus de calories que vous n'en consommez, comme illustré sur la figure 2.1. Ainsi, si votre apport énergétique recommandé est de 2100 kilocalories et que vous en ingérez 3000, les 900 kilocalories excédentaires seront stockées. Par contre, si vous ingérez moins de calories que nécessaire et que vous augmentez vos dépenses énergétiques (avec par exemple la réalisation d'une activité physique de longue durée au cours de la journée), l'organisme puisera dans ses ressources énergétiques pour répondre aux besoins, ce qui engendrera une perte de poids. Mais attention à ne pas vous mettre en danger ! Des précautions sont nécessaires quand il s'agit de moduler la balance énergétique ; c'est pourquoi nous allons vous apporter des connaissances et recommandations à suivre pour ne pas prendre de risques pour votre santé.

Les besoins énergétiques et nutritionnels des adultes varient selon le sexe, l'âge, la corpulence, l'activité physique quotidienne et/ou l'existence éventuelle de problèmes de santé. Il sera généralement conseillé, pour une personne normale, d'avoir un apport énergétique journalier total comportant : 40 à 55 % de glucides, 10 à 20 % de protéines et 35 à 40 % de lipides dans les aliments ingérés, sans oublier les liquides et les fibres que l'on retrouve dans les végétaux.

Pour les personnes ayant une activité physique et sportive régulière et élevée, les recommandations seront : 10 à 20 % de protéines (e.g., viandes, produits laitiers, œufs, fruits de mer, poissons, légumineuses…), 30 à 35 % de lipides (e.g., huiles végétales, poissons gras, œufs, produits laitiers complets, beurres, viandes grasses) et 50 à 60 % de glucides (e.g., céréales, légumes, fruits, pain, pâte, riz, légumineuses, racines…). De plus, les besoins énergétiques pourront évoluer en fonction du type d'activité(s) réalisé(s). Il sera alors recommandé aux athlètes de consulter des ouvrages dans le domaine de l'alimentation des sportifs de haut niveau ou de consulter des diététiciens spécialisés.

L'apport énergétique va représenter l'apport en calories fourni par les nutriments provenant de votre alimentation (i.e., glucides, protéines et lipides). La quantité de calories journalière (i.e., apport énergétique total exprimé en kilocalories : kcal) sera en moyenne de 2600 kcal pour un homme adulte et d'environ 2100 Kcal pour les femmes sédentaires avec des variations en fonction de l'âge, comme indiqué dans le tableau 1, et également en fonction de l'activité réalisée par la personne. Ainsi la pratique d'une activité physique intensive et régulière pourra induire une augmentation des apports allant de 500 à plus de 3000 kcal en fonction de la nature des activités réalisées. De même, il faudra ajouter environ 400 kcal à la ration au premier trimestre, et 1000 kcal aux seconds et troisièmes trimestres, pour les femmes enceintes, mais également ajouter 2100 kcal pour celles qui allaitent. Par contre, des diminutions de 10 à 20 % des besoins énergétiques journaliers seront recommandées pour les personnes âgées.

Estimation des besoins énergétiques journaliers (kilocalories / jour)		
	Hommes	Femmes
18-29 ans	2800	2200
30-39 ans	2700	2100
40-49 ans	2600	2050
50-59 ans	2500	2000
60 et plus	2300	1900

Tableau 2.1. Apport énergétique total journalier en fonction de l'âge et du sexe

De 55% à 75% de l'apport énergétique total sera utilisé pour le métabolisme basal qui permet le maintien de certaines fonctions vitales de l'organisme au repos. Le métabolisme de base comprend notamment les fonctions de respiration, de circulation sanguine, de régulation de la température corporelle ou d'activité cérébrale. Il est influencé par certains facteurs comme l'âge, le sexe (il est supérieur chez les hommes que chez les femmes), la surface corporelle, la masse musculaire et la génétique des individus. Un métabolisme de base élevé permettra de « brûler » naturellement plus de calories et donc facilitera la perte de poids. De même, une augmentation de la masse musculaire, par des exercices de musculation par exemple, élèvera le métabolisme (même au repos) car le muscle consomme beaucoup de calories.

Entre 25 et 45 % de l'apport énergétique total servira notamment à : l'activité musculaire (15 à 30 % en fonction du volume de pratique), à la thermorégulation (pour environ 10%), ainsi qu'à la digestion des aliments, au stockage de nutriments et à l'excrétion (e.g., uriner) pour les 8 à 15 % restants. Des facteurs comme l'alimentation (effet thermique des aliments : 20 à 30 % pour les protéines, 5 à 10 % pour les glucides et 1 à 3 % du contenu énergétique pour les lipides lors de la digestion), la température environnementale (e.g., le froid) ou l'activité physique et sportive (activité thermogénique : chaleur produite par les muscles), peuvent influencer la thermogenèse (i.e., production de chaleur par le corps), contribuant ainsi à la dépense énergétique. Comme précédemment évoqué, plus une personne aura une activité physique régulière et aura une masse maigre (musculaire) importante et plus ses dépenses liées au métabolisme basal et son activité seront élevées. Un diagnostique ou bilan personnalisé nous paraît donc indispensable afin d'apporter des réponses adaptées et personnalisées en fonction du profil de chaque individu ; celui-ci peut être fait au moyen de différents indices que nous allons à présent évoquer.

Le principe suivant porte sur la nécessité de mesurer l'excès de matière grasse afin de faire un diagnostique individualisé et dans la mesure du possible assez précis. A l'heure actuelle, le calcul de l'IMC ou Indice de Masse Corporelle est une méthode simple que nous vous recommandons d'utiliser, si vous ne disposez pas d'un accompagnement par un professionnel de santé, pour estimer votre masse grasse ou celle d'un proche. Pour obtenir cet indice, il s'agira de diviser la masse (poids en kilogrammes : kg) par la taille (en mètres : m) au carré, ce qui revient à multiplier cette dernière par elle-même comme indiqué dans la formule.

$$IMC = \frac{poids \text{ (en kg)}}{taille \times taille \text{ (en m)}}$$

Par exemple pour une personne pesant 75 kg et mesurant 1.65 mètres, son IMC sera égal à 75 divisé par 1.65 au carré (ou 1.65x1.65).

IMC = 75 kg/ (1.65 m)² = 75/(1.65x1.65) = 75/2.7225 = 27.54 kg/m²

Ensuite il s'agira de se situer dans le tableau (2.2) de classification proposé par l'OMS, sachant que l'on estimera qu'une personne est « saine » avec un IMC situé entre 20 et 25 kg/m² ; est en « surpoids » lorsque son score d'IMC est supérieur à 25, ou est en « situation d'obésité » si le score dépasse un IMC de 30.

Indice de Masse Corporelle (IMC, en kg/m²)	Classification de l'OMS
entre 16.5 et 18.5	Maigreur
entre 18.5 et 25	**Valeur de référence**
entre 25 et 30	Surpoids
entre 30 et 35	Obésité modérée
entre 35 et 40	Obésité sévère
plus de 40	Obésité massive ou morbide

Tableau 2.2. Classification de l'Organisation Mondiale de la Santé (OMS) en fonction de l'indice de masse corporelle (IMC)

Cependant, cette méthode ne représente qu'une estimation de l'indice de masse corporelle et il est important de relever que pour un même score d'IMC, la répartition des graisses et la composition corporelle pourra varier d'une personne à une autre.

D'autres indices utilisés par des professionnels, comme la mesure des plis cutanés ou les balances impédancemètres, permettront de faire des analyses corporelles plus complètes en donnant par exemple un aperçu des taux de graisse, de masse musculaire, de graisse au niveau des viscères, de masse osseuse, de l'eau corporelle etc.

2.2 Les facteurs physiologiques

Les organes de notre corps ont besoin de produire en permanence de l'énergie afin d'assurer leur fonctionnement. Cette énergie va provenir des nutriments prélevés dans le sang, qui eux-mêmes sont issus de la digestion des aliments ingérés et/ou qui étaient stockés dans différentes parties de l'organisme comme le foie, les muscles ou les tissus adipeux (les graisses) du corps. Ces nutriments seront dégradés lors de réactions chimiques qui nécessitent de l'oxygène (sous forme de dioxygène, pour être plus précis) ; c'est la raison pour laquelle, nous continuons de respirer quand nous dormons.

Le « carburant » du corps provient des aliments. Les aliments ont besoin d'énergie (notamment lors des différentes étapes de la digestion) pour que leurs nutriments soient métabolisés et assimilés. Pour fournir les organes, les nutriments seront également transformés en énergie en fonction de leur valeur énergétique : 9 kcal (38 kilojoules : kJ) pour 1 gramme de lipide, 4 kcal (17 kJ) pour 1 gramme de protéine et également 4 kcal (17 kJ) pour 1 gramme de glucide.

L'envie d'ingérer des aliments, la digestion de ces derniers et le stockage des nutriments sont sous la dépendance des hormones que nous allons à présent aborder brièvement :

- L'hormone de la faim, appelée ghreline, va stimuler l'appétit en envoyant des signaux, au cerveau, indiquant que vous avez faim. Le taux de ghreline va donc augmenter avant les repas pour stimuler l'appétit et une meilleure compréhension des cycles de cette hormone permettra d'établir des routines alimentaires au service de la perte de poids. En effet, la ghreline atteint son pic avant les repas, en particulier aux moments du petit déjeuner et du diner. Planifier des repas réguliers et bien équilibrés, en tenant compte de ces pics, peut aider à réguler l'appétit et réduire les fringales (i.e., faims subites, violentes et pressantes ressenties en dehors des repas).

- La leptine, également appelée hormone de la saturation, est produite par les cellules adipeuses (cellules graisseuses) et a pour fonction de réguler la satiété en indiquant au cerveau que le corps dispose d'assez de réserves énergétiques et qu'il est temps d'arrêter de manger. En effet, elle agit sur l'hypothalamus qui est une zone du cerveau qui contrôle le métabolisme et la digestion. Un taux de leptine insuffisant risquera d'entrainer une sensation de faim prolongée et donc une suralimentation (i.e., manger plus que nécessaire). Alors qu'une quantité élevée de leptine indiquera qu'une quantité suffisante de graisse est fournie ou stockée dans l'organisme. Une quantité élevée de cette hormone peut donc contribuer à réduire l'appétit et donc réguler le poids. L'exercice régulier permettra d'augmenter la sensibilité à la leptine. Par contre, la résistance à la leptine (souvent associée à l'obésité et à la résistance à l'insuline) rendra difficile le maintien d'une alimentation équilibrée (de part notamment un retard de sensation de satiété).

- Le peptide YY, qui est une hormone sécrétée par l'intestin en réponse à la présence alimentaire, en particulier les graisses et les protéines, supprimera l'appétit en indiquant au cerveau que l'estomac est plein. Ainsi, un taux de peptide YY adéquat, qui sera liée à une alimentation équilibrée, permettra de réguler l'appétit ainsi que la gestion des portions d'aliments ingérés. En effet, cette hormone intestinale contribue à la sensation de satiété et limite la surconsommation alimentaire. Ainsi, il sera recommandé d'inclure des sources de protéines et des graisses saines (i.e., insaturées : comme les huiles d'olive, de noix, de colza, les noix, les poissons gras, les omégas 3 et 6...) dans notre alimentation.

- L'insuline est une autre hormone très importante que vous devez mieux connaître. Libérée par le pancréas, elle a pour fonction de réguler le métabolisme des glucides et des graisses. Elle va notamment réguler le taux de glucose dans le sang. Le glucose sera ainsi, soit utilisé comme source d'énergie par les cellules, ou soit stocké sous forme de glycogène dans le foie (figure 2.2) et les muscles. Une alimentation riche en sucre (notamment simples comme le glucose, le fructose ou les édulcorants que l'on retrouve dans les aliments, les fruits et légumes, les produits industriels transformés et les boissons sucrées) entrainera la sécrétion excessive d'insuline et pourra favoriser le stockage des graisses, alors que des niveaux bas et stables de cette hormone favorisera la combustion des graisses et donc la perte de poids. La sensibilité à l'insuline est influencée par le mode de vie, l'alimentation et l'activité physique. Une résistance à l'insuline, qui survient lorsque les cellules ne répondent pas efficacement à cette hormone, entrainera une augmentation du niveau de glucose dans le sang et sera associée à des difficultés à perdre du poids. Elle pourra avoir plusieurs conséquences négatives sur la santé dont le diabète de type 2.

- D'autres hormones peuvent également avoir une influence sur la prise/perte de poids. Par exemple le glucagon, qui est sécrété par le pancréas, aide au maintien de la glycémie (i.e., le taux de sucre dans le sang). Son action est antagoniste (en quelque sorte opposée) à celle de l'insuline. En décomposant le glycogène stocké dans le foie sous forme de glucose et en libérant ce dernier dans le sang (voir figure 2.2), particulièrement entre les repas, il évite les baisses de glycémie qui peuvent déclencher la faim.

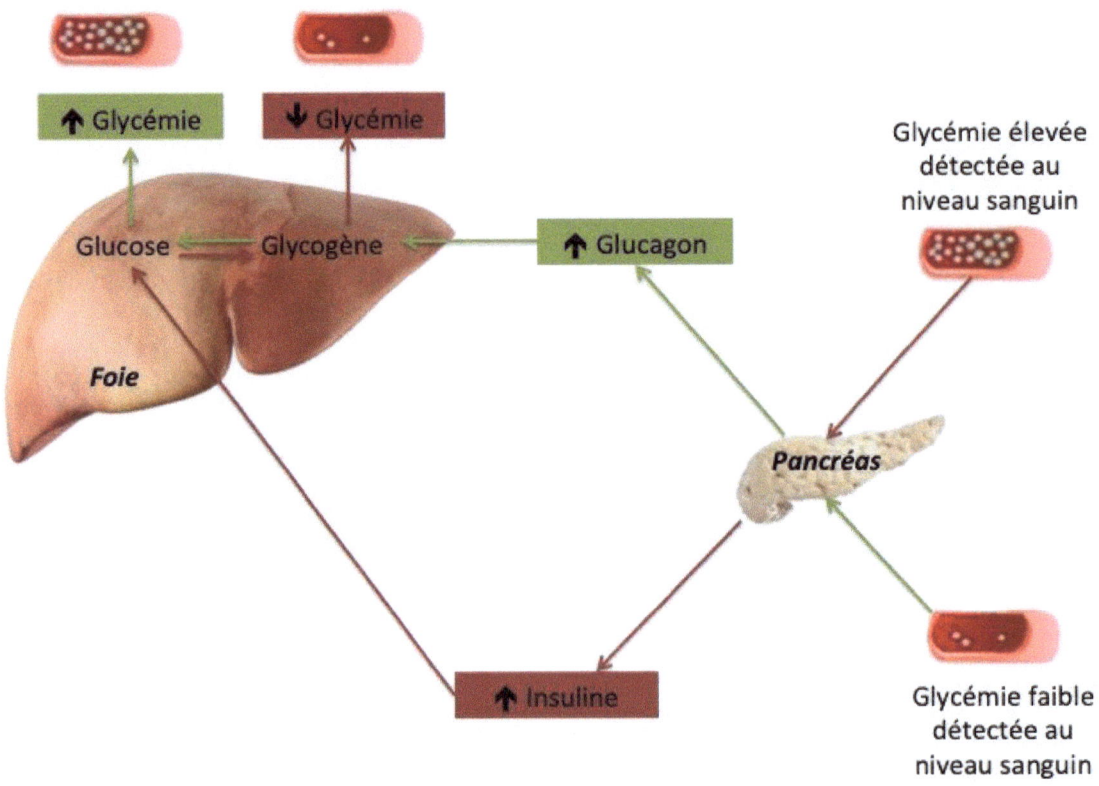

Figure 2.2. Régulation hormonale de la glycémie

- Nous pouvons également souligner l'implication de l'hormone de croissance, qui stimule la croissance et la régénération des cellules (notamment au niveau des os, des muscles…), favorise la synthèse des protéines (on parlera d'anabolisme protéique), favorise la mobilisation des acides gras à partir des réserves de graisses et régule le métabolisme. Cette hormone est impliquée dans la balance énergétique que nous avons précédemment détaillée et qui pour rappel concerne là, l'équilibre/déséquilibre entre les calories dépensées et celles consommées. L'hormone de croissance est principalement produite pendant le sommeil (lent profond), c'est pourquoi des rythmes réguliers de repas et de coucher, ainsi qu'un sommeil suffisant et de bonne qualité seront recommandés pour un bon fonctionnement de notre organisme.

- Enfin nous soulignerons le rôle du cortisol qui est une hormone sécrétée par les glandes surrénales en condition de stress et qui peut élever le taux de glucose dans le sang afin de fournir rapidement une source d'énergie à l'organisme (comme par exemple courir en cas de danger). En cas de stress prolongé, le cortisol peut favoriser le stockage des graisses abdominales et peut conduire à des préférences ou des choix alimentaires impulsifs pour des aliments riches en glucides (notamment les sucres rapides) et en matières grasses. De plus, il peut contribuer à des problèmes de santé tels que la résistance à l'insuline et l'accumulation de la masse adipeuse en stimulant la prise alimentaire. Ainsi, les activités physiques, récréatives, de méditation de pleine conscience, de relaxation, de jardinage, ... qui permettent de mieux gérer le stress, et donc limiter la production prolongée de cortisol, seront recommandées.

Nous allons à présent nous intéresser aux différentes étapes intervenant à la suite de la prise alimentaire et plus spécifiquement à la digestion. La digestion est un processus physiologique dans lequel les aliments que nous ingérons sont décomposés en nutriments absorbables par l'organisme. La digestion comprend notamment les étapes de mastication, de déglutition, de sécrétion, de digestion, d'absorption et d'élimination qui impliqueront des actions mécaniques, enzymatiques et chimiques réalisées par différents organes et glandes tout au long du système digestif. La digestion a comme finalité de décomposer les aliments en nutriments tels que les lipides, glucides et protéines ainsi que les vitamines, les minéraux et les liquides. Ces nutriments seront absorbés et utilisés par les cellules de l'organisme comme source d'énergie, de croissance, de réparation et de maintien des fonctions vitales. La digestion débute au niveau de la bouche avec la mastication et la salivation, puis se poursuit dans l'estomac avec la digestion chimique des protéines, et se termine dans l'intestin grêle avec l'absorption des nutriments. Les résidus non absorbables ou non absorbés seront éliminés par l'organisme.

Dans la première étape de la digestion qui a lieu dans la bouche, les aliments ingérés sont broyés par les dents et sont mélangés à la salive (sucs salivaires) avec l'aide de la langue. La salive produite à l'avant de la bouche servira à humidifier les aliments et celle produite à l'arrière servira à faciliter le passage des aliments, devenus une sorte de bouillie, dans l'œsophage. La salive contient des enzymes appelées amylases, qui vont permettre de débuter la digestion, notamment des glucides : l'amidon sera par exemple transformé en glucose. Ainsi, nous comprenons mieux pourquoi il est important de mâcher (longtemps) les aliments ingérés afin de faciliter le début de la digestion et favoriser son passage dans le tube digestif.

La seconde étape est celle de la déglutition dans laquelle les aliments vont passer de la bouche à l'œsophage (en passant par le pharynx). Des contractions péristaltiques (musculaires) vont permettre d'aider à envoyer les aliments en direction de l'estomac.

Dans l'estomac, l'acide chlorhydrique, les enzymes digestives telles que la lipase gastrique et la pepsine vont décomposer les protéines (en peptides), les lipides et glucides en acides aminés et molécules de plus petites tailles. Une fois que le « travail » de l'estomac est terminé, les aliments qui sont en partie digérés et mélangés aux sucs gastriques vont former une sorte de bouillie (appelée le chyme). Il est important de noter que la durée de passage des aliments, au niveau de l'estomac, sera fonction de la quantité consommée et de la teneur en lipide de ces derniers. Ainsi, plus le repas sera riche en lipides et plus la durée de la digestion sera importante (et pourra nuire au sommeil si cela concerne le diner).

Ensuite, la bile produite par le foie et stockée dans la vésicule biliaire ainsi que la pancréatine, sécrétée par le pancréas vont continuer de dégrader le bol alimentaire au niveau (du duodénum) de l'intestin grêle et faciliter la digestion des lipides et des glucides qui seront absorbés par la paroi intestinale, puis transportés par le sang et la lymphe et distribués aux cellules et organes de notre organisme. L'intestin grêle mesure entre 6 et 7 mètres, ce qui permettra de finir la digestion et de faciliter l'absorption à travers sa paroi.

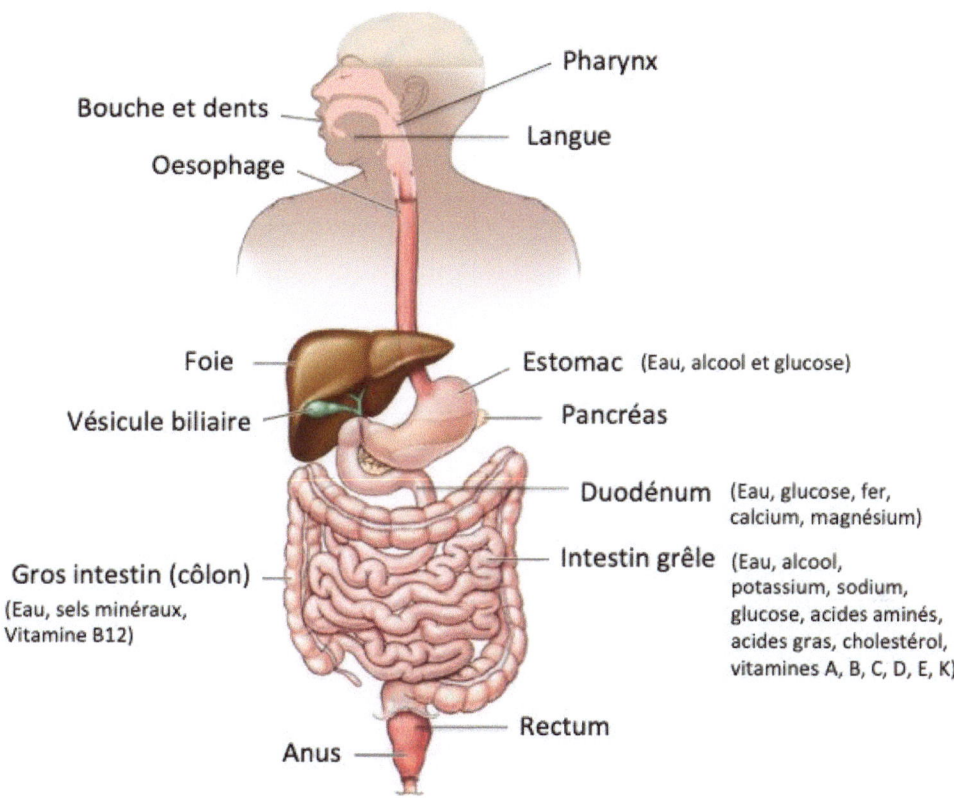

Figure 2.3. Principaux éléments du système digestif et absorption des nutriments

Enfin, les résidus non-absorbables, ou ceux qui n'ont pas été digérés, passeront par le gros intestin (côlon) qui mesure environ 1.5 mètres et au niveau duquel l'eau sera absorbée. Ces matières indigestes subiront une fermentation sous l'action de la flore bactérienne intestinale, et après avoir été stockées au niveau du rectum, elles seront éliminées par l'anus (Figure 2.3).

La flore intestinale, que l'on retrouve au niveau de la partie terminale de l'intestin grêle et dans l'ensemble du gros intestin contient des milliards de bactéries (micro-organismes et germes) indispensables au bon fonctionnement digestif et également du système immunitaire, en nous protégeant notamment contre les toxines, les bactéries dangereuses et les germes responsables d'infections intestinales. La flore intestinale permet de continuer de décomposer les acides aminés dans les matières non encore digérées et participe à la synthèse des vitamines (K, B5, B8 et B12). Son équilibre est fragile et peut être influencé par les germes, les médicaments, une alimentation non équilibrée ou le stress.

A présent nous allons, évoquer brièvement le devenir des aliments. Au cours de la digestion, les lipides sont dégradés en acides gras et glycérol, les protéines deviennent des acides aminés et les glucides sont dégradés en fructose, glucose, galactose… Les nutriments sont utilisés pour synthétiser de nouvelles cellules, pour produire de l'énergie ou alors sont stockés dans l'organisme. Par exemple, les excédents de glucides seront stockés dans le foie sous forme de glycogène (entre 100 et 200 g) puis sous forme de triglycérides lorsque les stocks de glycogènes sont pleins (voir figure 2.4).

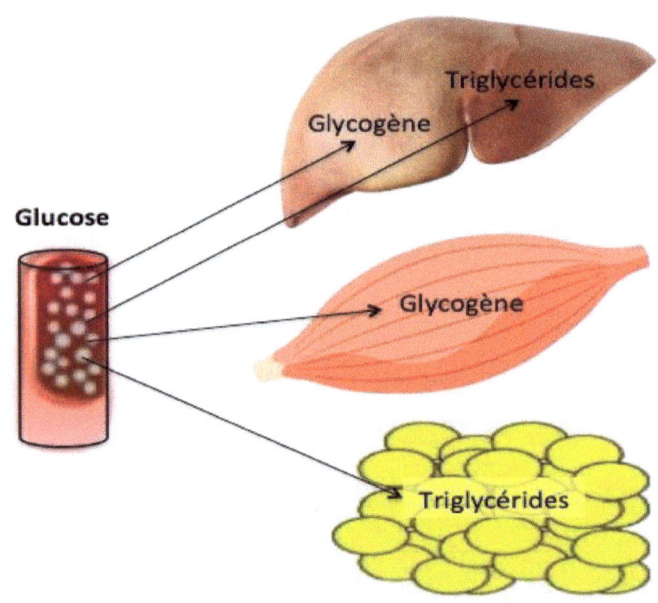

Figure 2.4. Stockage du glucose provenant de la digestion dans l'organisme

L'excès de glucose sera également stocké sous forme de triglycérides dans les tissus adipeux (l'excès de sucre consommé se transformera donc en graisse). En ce qui concerne les muscles, le glucose sera également stocké sous forme de glycogène (environ 400 g) pour leur fonctionnement, et dans certains cas, les muscles en eux-mêmes pourront servir de réserve de protéines qui pourront être utilisées « en dernier recours », lorsque les réserves en graisses seront épuisées. Enfin, les lipides et notamment les triglycérides, seront stockés sous forme de tissus adipeux dans des zones spécifiques comme par exemple les graisses abdominales. En effet, chez les hommes, les cellules adipeuses prédomineront au niveau du cou, des épaules et du ventre ; alors que chez les femmes, elles seront principalement réparties sur le bas du corps au niveau des hanches, des fesses et des cuisses. Tout au long de la journée, le corps humain va utiliser le glucose (glucide) comme source énergétique, de même que les acides gras (lipides) qui sont dans la circulation sanguine. Ensuite, et lors des phases de jeûne, l'organisme se servira dans ses réserves afin de fournir l'énergie dont les organes ont besoin. Dans un premier temps, ce sont les réserves en glycogène qui seront utilisées, mais comme ces dernières sont rapidement épuisables, les lipides (réserves de graisses stockées sous forme d'acide gras) serviront ensuite de source d'énergie de substitution.

Il est important de souligner que la génétique (comme par exemple la protéine BAHD1 qui interagit avec des gènes, ou le gène FTO) interviendrait également dans la mise en réserve énergétique, la régulation du taux de cholestérol et la prise de poids. De même, il semble que certaines mutations génétiques seraient responsables de sensations de satiété moins importantes, après l'ingestion d'une même quantité d'aliments, chez certaines personnes ayant ces mutations au niveau de leurs gènes. Celles-ci auraient tendance à manger plus, plus riches et donc prendre plus de poids. Cependant, on ne doit pas rendre la génétique comme étant l'unique responsable de la prise de poids ; les autres facteurs comme le mode de vie, l'hygiène alimentaire, l'activité physique permettront d'éviter de grossir. Ainsi, ce n'est pas parce que des personnes de ma famille sont obèses ou en surcharges pondérales, que je devrais le devenir/rester moi-même. Le risque de souffrir d'obésité sera certes plus important, mais ce ne sera pas une fatalité et je pourrais l'éviter en suivant les différentes recommandations qui sont proposées dans ce livre.

3. Promesses illusoires et pièges à éviter

3.1. Mythes et contre-vérités sur la perte de poids

De très nombreuses idées fausses circulent dans la presse, les médias, les réseaux sociaux ou dans les discussions entre personnes, à propos de l'alimentation et des stratégies pour perdre du poids. Ces mythes et contre-vérités peuvent détourner les usagers des approches véritablement pertinentes et adaptées à leur situation/profil. Par exemple, l'idée que les produits minceurs seraient la solution aux problèmes de poids est fortement répandue. Ainsi, on retrouve proposé en ligne et dans les officines, de façon amplifiée après les fêtes de fin d'année ou à l'approche de l'été, des produits qui prétendent favoriser la perte de poids et la graisse comme les pilules, les crèmes amincissantes, certains compléments alimentaires ou potions (appelées bruleur de graisse), des boissons « magiques »... dont l'efficacité n'est pas scientifiquement prouvée et que nous déconseillons d'utiliser.

Comme nous l'avons évoqué en introduction, la perte de poids représente un défi multifactoriel et complexe qui doit être envisagé sur la base de principes et techniques scientifiques valides (testées et publiées dans des revues scientifiques à comité de lecture et non avec un pseudo sondage de satisfaction) avec le concours de professionnels compétents et expérimentés tels que notamment les médecins, nutritionnistes, psychologues, professeurs d'APAS etc. En effet, l'absence de connaissances et de compétences dans le domaine de la perte de poids sera la cause de multitudes d'erreurs courantes et de recherches de solutions (trop) faciles qui s'avèreront être inefficaces. Il est d'abord important de connaître et d'identifier ses besoins énergétiques et nutritionnels de base, que nous avons présentés dans le chapitre 2, afin de ne pas tomber dans le piège des restrictions alimentaires extrêmes.

En effet, parmi les mythes on retrouve très fréquemment l'idée que les régimes draconiens (très faibles en calories) seraient la méthode « miracle » la plus efficace. Comme nous l'avons évoqué dans le chapitre 2, des restrictions caloriques sévères vont par exemple entrainer une augmentation de l'hormone ghreline qui aura pour conséquence d'augmenter les sensations de faim et les risques de fringales. Envisager et adapter des approches alimentaires sur le long terme, en tenant notamment compte de la balance énergétique entre les apports et les dépenses énergétiques (en augmentant par exemple l'activité physique tout en ayant une alimentation adaptée) permettra de maintenir un équilibre hormonal et de favoriser la perte ou le maintien du poids en fonction de l'objectif fixé. En effet, en dehors de dispositifs médicaux (encadrés par des professionnels de santé), les pertes de poids très (trop) rapides sont à éviter car rarement durables. En effet, il est possible de perdre du poids aux moyens de régimes ultra-restrictifs (e.g., régimes hypo-caloriques) mais ces derniers ne répondent pas aux besoins de l'organisme et en plus, en y ayant recours, vous risquerez d'être victimes de l'effet « yo-yo » que nous allons à présent aborder.

L'effet « yo-yo » est un cercle vicieux observé lorsque des personnes qui sont ou s'estiment être en surpoids, vont suivre un régime alimentaire sévère (draconien) très pauvre en calories et donc non équilibré et pas adapté à leurs besoins énergétiques et nutritionnels journaliers. Ces personnes vont rapidement perdre du poids, mais principalement de la masse musculaire ainsi que de l'eau contenue dans leurs tissus. Cela aura pour conséquence de réduire leur métabolisme de base (leur corps « brûlera » donc moins de calories au repos) mais également d'engendrer de la frustration, du stress ainsi qu'une fatigue importante. Ils vont alors très probablement abandonner ce régime trop restrictif, frustrant et vont reprendre leurs habitudes alimentaires généralement inadaptées, voire vont ingérer des aliments qui redonnent du plaisir (i.e., sucrés et gras que l'on retrouve dans les fast-foods, confiseries et aliments transformés vendus dans le commerce). Avec un métabolisme de base resté au ralenti, les personnes vont rapidement revenir à leur poids d'avant régime et probablement prendre des kilos supplémentaires et donc ré-augmenter leur IMC en augmentant également leur pourcentage de masse grasse corporelle. De plus, les conséquences ne seront pas seulement physiologiques mais également psychologiques avec un sentiment d'échec, de culpabilité ou de stress ; et certains d'entre eux risquent d'ingérer encore plus d'aliments inappropriés par frustration et pour compenser.

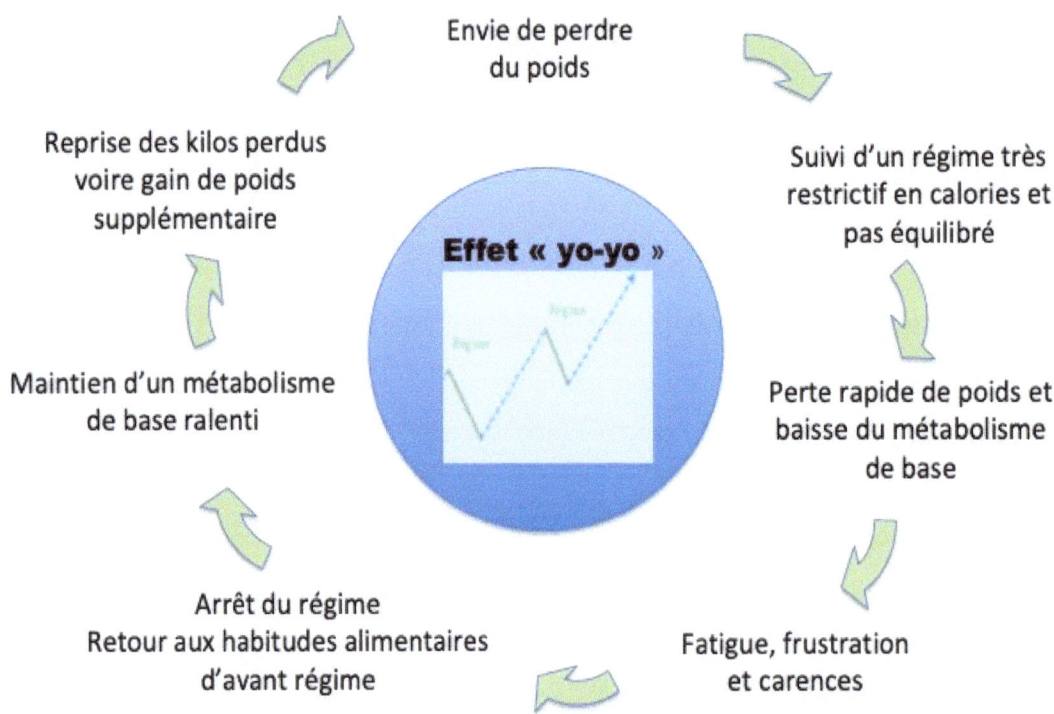

Figure 3.1. Le cercle vicieux de l'effet « yo-yo »

En parallèle avec l'effet « yo-yo » et son régime sévère, l'idée que « bannir ou limiter au maximum les lipides (l'ingestion des graisses) ferait maigrir » est également très fortement répandue. Ainsi, on voit régulièrement des propositions de régimes miracles qui prônent l'ingestion en excès d'un certain type d'aliment tel que les protéines. Cependant, d'une part les effets sur la perte de poids seront temporaires et d'autre part ces pratiques comportent des risques pour la santé.

En effet, tous les aliments gras (les lipides) ne sont pas néfastes pour l'organisme. Il existe des acides gras essentiels : des graisses que l'on peut qualifier de saines, comme celles présentes dans les avocats, les noix, certaines huiles végétales et certains poissons qui sont indispensables au bon fonctionnement du corps et du cerveau, et surtout qui sont essentiels pour notre santé. Ainsi, chercher à éviter tous les corps gras risque d'entraîner des carences nutritionnelles et ne garantit pas la perte de poids à long terme. Par exemple, même si l'idée répandue que « manger des salades aide à maigrir », n'est pas fausse en elle-même, la salade que vous allez consommer ne devra pas comporter uniquement des légumes verts, mais devra fournir l'ensemble des nutriments nécessaires au bon fonctionnement de notre organisme (avec notamment des protides sous forme de protéines animales ou végétales mais aussi des lipides en ajoutant par exemple des noix, de l'avocat et/ou des huiles végétales de bonnes qualités ainsi que des féculents si possible complets).

3.2. Analyse des erreurs fréquentes dans les régimes

Comme nous l'avons précédemment évoqué, une erreur fréquente que l'on retrouve dans de nombreux régimes est la restriction calorique excessive qui va entrainer une baisse du métabolisme de base souvent associée à une perte de masse musculaire, un risque de déséquilibre hormonal et des carences nutritionnelles. Généralement ces types de régimes aboutiront à une reprise du poids, qui avait été rapidement perdu, puis une augmentation de la masse adipeuse et enfin une surcharge pondérale supérieure à celle d'avant régime.

Une seconde erreur consiste à ingérer une très, voire trop grande quantité de produits « light » ou allégés sans tenir compte des qualités nutritionnelles, des besoins énergétiques journaliers ou de l'importance d'avoir une alimentation équilibrée associée à une activité physique ou sportive régulière (l'OMS préconisant un minimum de 150 minutes d'activité par semaine). En effet, les produits lights, qui sont allégés d'au moins 30% en sucre et/ou en graisse, sont généralement ultra-transformés par des dispositifs de fabrication qui vont par exemple remplacer le sucre par des édulcorants comme l'aspartame. Bien que ces produits soient généralement moins caloriques (et encore nous vous suggérons de bien vérifier les étiquettes si vous décidez d'en consommer car ce n'est pas toujours le cas…), les additifs qu'ils contiennent peuvent comporter des risques pour la santé et ont souvent de moins bonnes qualités nutritionnelles, notamment en vitamines (A, B, E et K, moins présentes dans les produits allégés), que les aliments dits « normaux ». Par exemple, les édulcorants artificiels comme l'aspartame, très fréquemment utilisés comme additifs alimentaires, sont soupçonnés d'avoir des effets indésirables sur la santé et notamment sur notre microbiote intestinal (aussi appelée flore intestinale qui est composée de bactéries qui participent au bon fonctionnement de l'organisme). Ces édulcorants peuvent favoriser la prise de poids à long terme, l'obésité, l'hypertension ou le diabète.

Une troisième erreur, fréquente, consiste à ne pas manger à des horaires réguliers voire sauter des repas par manque de temps ou d'organisation. En effet, souvent lié à des contraintes professionnelles et/ou personnelles, le manque d'organisation, de planification ou de respect d'horaires réguliers des repas risque de favoriser des choix alimentaires impulsifs et peu sains (sandwich, kebab, fast-food, chips, boites de gâteau industriel consommés au bureau, pendant les trajets…), d'engendrer des « sautes de repas » et d'amener à ignorer les signaux de faim, ce qui peut engendrer des fringales ultérieures et des surconsommations de produits à pauvre qualité nutritionnelle.

De même, manger trop vite (moins de 20 minutes) peut avoir des effets néfastes sur notre organisme. En effet, en mangeant trop rapidement, nous risquons de nous suralimenter car les signaux de satiété prennent un certain temps avant d'être perçus par notre cerveau. On risque donc de consommer plus d'aliments que nécessaire et cela pourra favoriser la prise de poids. De plus, et pour rappel, la digestion commence dans la bouche. En ne mâchant pas suffisamment les aliments, et en ne les mélangeant pas avec assez de salive, on va limiter la première étape de la digestion. En plus de nuire à la conscience alimentaire qui permet d'apprécier les saveurs, goûts et texture des aliments ingérés, manger trop rapidement peut conduire à une sensation de gène, d'inconfort, de difficulté de circulation des aliments dans le tube digestif voire pire déclencher des nausées et des ballonnements. Nous vous recommandons de manger assis autour d'une table, dans un endroit pas trop bruyant et avec d'autres personnes pour favoriser le lien social ; mais pas seul devant son ordinateur… Prenez votre temps (30 à 45 minutes par repas), échangez avec vos collègues, amis ou en famille et essayez de faire en sorte que le repas soit un moment agréable.

Limiter sa consommation d'eau, ou au contraire boire énormément d'eau font parti des erreurs qui sont également fréquemment observées. L'eau est bien entendue indispensable au bon fonctionnement de notre organisme et il faudra éviter à tout prix d'être déshydraté. En effet, l'eau irrigue nos cellules, assure la répartition des hormones, des nutriments et permet l'élimination des déchets. Elle participe aussi à la régulation de la température corporelle, avec notamment la transpiration, d'où l'importance de boire plus d'eau quand il fait chaud et que l'on perd beaucoup de sueur. Même s'il faut limiter sa consommation de boissons sucrées ou alcoolisée (1 verre maximum par jour), l'ingestion de liquide dont principalement l'eau est obligatoire. Il sera recommandé de boire : 1.5 à 2 litres d'eau par jour minimum, régulièrement avant d'avoir soif et en quantité raisonnable plutôt que de grandes quantités d'un seul coup. En lien avec la notion de perte de poids, l'eau peut agir comme coupe-faim naturel de par son action sur la satiété. Ainsi, il sera possible de boire un verre d'eau avant un repas pour diminuer la quantité d'aliment ingéré et la sensation de faim.

La cinquième erreur porte sur le fait de s'interdire tout « petits plaisirs occasionnels ». Dans l'imaginaire collectif, les régimes sont synonymes de restrictions sévères et de consommation d'aliments peu caloriques interdisant la consommation de tout produits gras et/ou sucrés. Or, ce sont généralement ces produits qui nous apportent du plaisir. C'est pourquoi, se priver de tous les aliments qui donnent du plaisir est déconseillé car cela va entrainer de fortes frustrations et un abandon du changement de mode de vie dans le temps. Même si nous recommandons d'essayer d'apprendre ou de prendre du plaisir en consommant des produits sains (fruits, légumes de saison) ou des plats préparés maisons (dans lesquels vous aurez la possibilité d'adapter la qualité et quantité de sucres et de graisses), de temps en temps autorisez vous le droit de manger des produits « plaisir », même issus du commerce, mais avec tempérance (i.e., sans en abuser). Pour ne pas culpabiliser après en avoir consommé, vous pourrez augmenter la durée et l'intensité de votre activité physique hebdomadaire afin d'équilibrer, ou vous rapprocher le plus d'un équilibre de votre balance entre les apports et vos dépenses énergétiques.

L'erreur suivante consiste à être « trop ambitieux » en ayant des attentes irréalistes, et surtout manquer de patience quand on suit un programme de perte de poids. Comme évoqué précédemment, il ne faut pas s'attendre, ni chercher, à obtenir des résultats à la fois rapides et durables. La perte de poids nécessite du temps, de la patience et des ajustements tenant compte des besoins personnels et des particularités individuelles. Par exemple, la réalisation d'une activité physique régulière (intégrée et planifiée dans votre programme) peut entrainer la prise de masse musculaire, souvent associée à un amincissement de la silhouette, mais qui peut limiter la perte « numérique » de poids. Il est donc important de ne pas se focaliser sur un nombre à atteindre sur la balance, qui ne sera pas un bon révélateur des améliorations et des progrès réalisés. En effet, passer d'une absence d'activité physique régulière (e.g., sédentarité) à une pratique régulière tout au long de la semaine, c'est déjà un progrès en soi, vous allez vous sentir mieux, plus en forme et serez en meilleur santé. Avoir une meilleure hygiène de vie en dormant mieux et plus, en mangeant à des horaires réguliers et de façon plus équilibrée, tout en vous déplaçant plus souvent à pieds, c'est également révélateur de progrès dont vous devrez être fiers et qui vous apporteront des effets positifs à long terme aux niveaux physiologique mais également psychologique, domaine important que nous allons à présent aborder.

4. Aspects psychologiques de la perte de poids

La psychologie joue un rôle essentiel dans le processus multifactoriel de perte de poids. Dans une première partie nous allons aborder les habitudes alimentaires émotionnelles dont la gestion peut être facilitée par le recours aux services de professionnels (e.g., psychologues, médecins diététiciens ou spécialistes de l'obésité) et pour lesquelles nous allons vous suggérer des stratégies de gestion, des conseils et recommandations.

4.1. Influence des émotions sur les habitudes alimentaires

Perdre du poids n'est pas simplement un défi physiologique, mais c'est également une sorte de « combat psychologique » qui est profondément lié à nos émotions et habitudes. Mieux comprendre ces liens, entre psychologie, émotion et alimentation, nous semble important afin de développer des stratégies individualisées qui tiennent non seulement compte de ce que nous mangeons, mais également des raisons pour lesquelles nous mangeons et des relations que nous entretenons avec la nourriture. En effet, les habitudes alimentaires sont des comportements qui sont liés aux émotions plutôt qu'à la faim « physique ».

Par exemple, il est fréquent que des personnes mangent par ennui ou par solitude, et trouvent dans la nourriture une sorte de réconfort qui servira à combler un vide. Nous recommanderons dans un premier temps, d'identifier (par auto-évaluation) les moments dans lesquels l'ennui ou la solitude déclenchent les consommations alimentaires (en dehors des repas), et de tenir un journal alimentaire quotidien dans lequel vous détaillerez par exemple vos repas, vos émotions, vos ressentis, vos activités physiques, les sorties… Ensuite, il s'agira de tester et mettre en place des stratégies pour limiter ces habitudes. Par exemple, il sera suggéré de réaliser des activités comme la lecture, le jardinage, les travaux manuels, des sorties en plein air et de renforcer ses relations sociales en rejoignant des groupes, des clubs et en faisant des activités collectives afin de tenter de rompre l'ennui et la solitude. De plus, nous recommandons également une consultation médicale si vous constatez un déficit de fonctionnement de vos sens (audition, olfaction, goût etc.) qui peuvent également mener à l'isolement et à une modification des habitudes de vie, et qui doivent être pris en charge par des professionnels de santé.

La compensation est une autre forme d'habitude alimentaire émotionnelle qui consiste à utiliser la nourriture comme un moyen de soulager sa tristesse, ses émotions négatives, ses frustrations ou son stress. La nourriture sera ainsi utilisée comme source de réconfort, et on peut être amené à vider un paquet de biscuit, de chips, un pot de chocolat ou une boîte de bonbons, non par faim, mais pour compenser un stress au travail, une situation relationnelle tendue ou divers problèmes rencontrés. On retrouve également les termes de boulimie de compensation ou de compulsion alimentaire, quand une personne consommera une grande quantité d'aliments en réponse à des émotions, sans pouvoir s'arrêter, et ressentira ensuite souvent un sentiment de culpabilité. En plus des recommandations évoquées dans le paragraphe précédent, vous pourriez dans un premier temps limiter les quantités d'aliments (généralement gras et/ou sucrés) à disposition, puis vous pourriez également avoir recours à des techniques de gestion des émotions comme la respiration profonde, la cohérence cardiaque ou des exercices de pleine conscience, qui seront détaillés ultérieurement et qui peuvent être réalisés à domicile, au travail et également dans des séances collectives encadrées par des professionnels (e.g., professeurs de yoga, d'APAS etc.) et qui pourraient vous aider à limiter puis stopper les compensations.

L'alimentation dite « célébratoire » peut également rentrer dans la catégorie des habitudes alimentaires émotionnelles auxquelles nous sommes confrontés. En effet, il est de coutume de fêter des évènements positifs, et les occasions peuvent être nombreuses, aux travers d'apéros, cocktails ou de repas. Ces moments de festivités et de convivialités peuvent représenter des « pièges alimentaires » dans lesquels on risque une consommation excessive de calories de part l'ingestion d'aliments souvent sucrés et gras, généralement transformés et disponibles en quantité, ainsi que des boissons sucrées et/ou alcoolisées. Limiter sa participation à de tels événements n'étant pas toujours possible (obligations professionnelles, familiales…) ou souhaitable (ça fait du bien de sortir, de voir du monde, de passer de bons moments en famille ou entre amis…), il s'agira de trouver des stratégies pour ne pas annuler tous les efforts et progrès réalisés en amont. Parmi les possibilités, on peut retrouver l'exploration d'alternatives saines qui ne sacrifieront pas le goût ou le plaisir comme par exemple les amuse-bouches à base de légumes, fruits de saison, les vérines et autres mets à faible valeur énergétique (voir en annexe). Il s'agira ensuite d'essayer de consommer avec modération et en petite quantité les aliments dont on sait qu'ils sont peu sains (chips, gâteaux apéritifs etc.). Boire régulièrement de l'eau pourra également faciliter la satiété ; et puis si vous craquez, ce n'est pas grave. Soyez tolérant envers vous même. C'est humain de craquer ou de se faire plaisir de temps en temps. Restez positif ! L'auto-compassion et la bienveillance envers soi-même jouent un rôle important dans le processus de perte de poids. Dites vous que les modifications de votre mode de vie apporteront des effets positifs sur le long terme, même avec quelques petites entorses.

Enfin, parmi les habitudes alimentaires que nous avons choisi d'évoquer, on retrouve les restrictions émotionnelles qui consistent à se priver de nourriture en réponse à de fortes émotions négatives ou de moments de stress. Il arrive par exemple que des personnes, après une rupture sentimentale, des chocs émotionnels, s'imposent un régime alimentaire avec des restrictions caloriques sévères. Elles peuvent par exemple penser qu'une perte de poids rapide ou une transformation physique pourrait améliorer leur estime de soi et renforcer leur confiance en eux. Cependant, les régimes restrictifs hypocaloriques peuvent augmenter le risque de troubles alimentaires comme l'anorexie ou la boulimie. L'utilisation de restrictions alimentaires comme moyen de faire face aux émotions peut devenir problématique et nécessiter une intervention de professionnels. Ces restrictions peuvent également survenir en réponse à des émotions négatives de honte et de culpabilité ressenties après avoir mangé de façon excessive. Dans ce contexte, certains pourront aller jusqu'à réaliser des jeûnes punitifs. Comme précédemment évoqué, nous encourageons la pratique de l'auto-compassion afin de rompre le cycle de la culpabilité et apprendre à s'accepter malgré ses écarts. De même, les techniques de gestion du stress pourront permettre de mieux appréhender ces émotions négatives. Enfin, en limitant les jugements et en encourageant la diversité alimentaire, il s'agira de développer des relations positives avec la nourriture afin de promouvoir des habitudes plus saines, durables et adaptées à nos besoins.

4.2. Gestion du stress et impact sur le poids

La gestion du stress est un des élément trop souvent négligé dans les programmes ou stratégies qui sont proposées pour maigrir. Or, comme nous l'avons évoqué dans la première partie de ce chapitre, les émotions négatives et le stress ont un fort impact sur nos habitudes alimentaires et favorisent la prise de poids. Utiliser des techniques comme la méditation de pleine conscience, les techniques de relaxations corporelles ou la cohérence cardiaque peut permettre de limiter l'effet négatif du stress sur votre vie quotidienne et plus spécifiquement sur votre poids.

La pleine conscience, également connue sous le nom anglais de « mindfulness », est une technique de méditation issue du bouddhisme qui est notamment utilisée dans les domaines de la psychologie, du sport et de la médecine. Elle consiste à porter son attention sur le moment présent, de façon consciente et intentionnelle, sans porter de jugement. Cette technique aide à gérer le stress et les émotions négatives, en ne cherchant pas à les bloquer mais au contraire en développant la capacité à prendre du recul tout en ayant un regard bienveillant sur nous-même. La pleine conscience comporte trois étapes : 1) la lucidité au cours de laquelle on prend conscience des pensées, des émotions ou des sensations du moment présent ; 2) l'acceptation qui consiste à avoir une attitude non critique envers les pensées, les émotions ou les sensations actuellement ressenties ; et 3) la re-concentration (focus), c'est à dire se recentrer sur un élément de son choix tel que sa respiration, le goût et la saveur des aliments, leurs textures, leurs aspects... Cette pratique peut être réalisée seule, à domicile, au bureau, dans les transports en commun ou dans différents lieux au moyen notamment de supports audio que l'on peut facilement trouver en ligne ou au moyen d'applications téléchargeables sur Smartphone.

Afin d'intégrer la pleine conscience dans vos repas, nous allons vous proposer quelques exercices simples et courts, à tester puis utiliser régulièrement :

- Le premier consiste à prendre un raisin sec (ou un fruit sec), à l'observer avec attention en vous concentrant sur sa forme, sa couleur, son aspect…, puis à le manipuler avec ses doigts en se focaliser sur le toucher, à le sentir et enfin à le mettre dans sa bouche pour l'explorer puis le goûter. Cet exercice très simple permet de nous aider à nous concentrer sur nos différents sens et permet de développer la pleine conscience des aliments.

- Le second exercice consiste à se concentrer sur notre respiration. Avant le repas, prenez quelques minutes en vous focalisant sur vos inspirations et expirations, que vous allez rendre lentes et profondes, en vous concentrant sur le moment présent. Dès que vous aurez une pensée, une sensation, une émotion qui viendra à votre esprit, ne cherchez pas à la bloquer. Prenez conscience de cette pensée, par contre ne la laissez pas vous envahir. Faites comme si cette émotion était un train et que vous, vous êtes sur le quai. Vous allez vous refocaliser sur votre respiration et l'émotion qui est piégée dans le train, va repartir. En vous connectant au moment présent, vous accèderez plus facilement à la pleine conscience pendant vos repas.

- Le troisième exercice va favoriser l'intégration de la pleine conscience pendant les repas. Il s'agira d'observer avec attention votre assiette et les aliments qui la composent. Concentrez vous sur les formes, les couleurs, les aspects, les contrastes, l'esthétique globale de votre assiette... Cet exercice aura comme effet de vous sensibiliser sur l'importance de la présentation de la nourriture même pour des plats simples ou des salades. Ainsi, même en dehors des fêtes ou des évènements particuliers, nous vous conseillons de prendre un peu de temps pour bien présenter les aliments dans les assiettes, en essayant de réaliser des plats en variant les couleurs, les formes, les présentations...

- Le quatrième exercice consiste à faire attention à chaque bouchée que vous ingérez. Mâchez lentement, concentrez vous sur les goûts, les saveurs, les textures des aliments dans votre bouche. Pour faciliter cette action, il est fortement recommandé de poser ses couverts entre chacune des bouchées et de prendre son temps. Vous pourrez par exemple rechercher les goûts acide, sucré, salé, amer ou l'umami de chacune des bouchées dégustées. N'oublions pas qu'il est recommandé de prendre au moins 30 minutes pour manger « Take your time and enjoy your meal ».

- Le cinquième exercice consiste à régulièrement surveiller et être attentif aux signaux de satiété afin de détecter si vous avez encore (ou plus) faim. Ne vous forcez pas à terminer votre assiette si vous avez la sensation d'être rassasié. Il est vrai que notre éducation ou nos principes comme « ne pas gaspiller la nourriture » nous dictent de terminer nos assiettes, mais c'est une erreur. Mettez vos restes de repas dans des boites, « doggy bag » (pour rappel c'est obligatoire dans les restaurants) ou du papier aluminium si vous êtes invités chez des amis, afin de limiter les apports dans votre balance énergétique. Il n'y pas de honte, et cela fait même parti des us et coutumes dans certaines familles et sociétés, à repartir avec ce que nous n'avons pas consommé. Cela enlèvera tout sentiment de culpabilité et cela facilitera l'atteinte de vos objectifs de perte de poids.

- Enfin, si vous mangez seul, et après avoir mis votre téléphone en mode « avion », vous pourrez essayer l'exercice du « repas silencieux », qui facilitera la pleine conscience dans votre alimentation. Comme pour les exercices que nous avons préalablement évoqués, vous devrez vous concentrez uniquement sur votre repas : les odeurs, les saveurs, les goûts, les couleurs, les aspects, et textures, les sensations éprouvées lors de la consommation des aliments et des boissons.

En ayant régulièrement recours à ces exercices de « mindfulness », vous pourrez développer une relation plus consciente avec la nourriture, vous serez en mesure de prendre plaisir avec des produits naturels et sains comme les légumes et fruits de saison et ainsi apprécier une alimentation plus saine et plus équilibrée.

La seconde technique que nous vous recommandons d'essayer puis de pratiquer, très régulièrement et si possible quotidiennement, est la cohérence cardiaque. Cette dernière consiste à synchroniser sa respiration avec les battements de son cœur afin d'obtenir un état physiologique dans lequel notre rythme cardiaque devient régulier et cohérent avec nos inspirations et expirations respiratoires. La pratique de la cohérence cardiaque peut simplement se résumer au nombre 365 :

- **3** fois par jour, exemple au lever, avant ou après le repas et le soir.

- **6** respirations par minutes, ce qui correspond à inspirer pendant 5 secondes puis expirer pendant 5 secondes…

- **5** continuer ce rythme d'inspirations et d'expirations pendant 5 minutes seulement

Cette technique de cohérence cardiaque est donc très simple à réaliser, peu couteuse et elle peut se faire n'importe où : au lit, dans son canapé, à table, au travail, dans les transports etc. Les effets bénéfiques de cette technique sont très nombreux : baisse du cortisol (hormone du stress), diminution de l'hypertension, diminution de l'anxiété et de la dépression, meilleure régulation du taux de sucre, augmentation des immunoglobulines qui participent aux défenses immunitaires, de la DHEA (hormone anti-vieillissement), augmentation de l'ocitocyne (hormone qui favorise les liens entre individus), augmentation de la sensation de calme et de bien-être (voir figure 4.1). Il sera également possible de combiner la cohérence cardiaque avec la pleine conscience en concentrant son attention sur sa respiration et en inspirant puis expirant toutes les 5 secondes pendant 6 minutes.

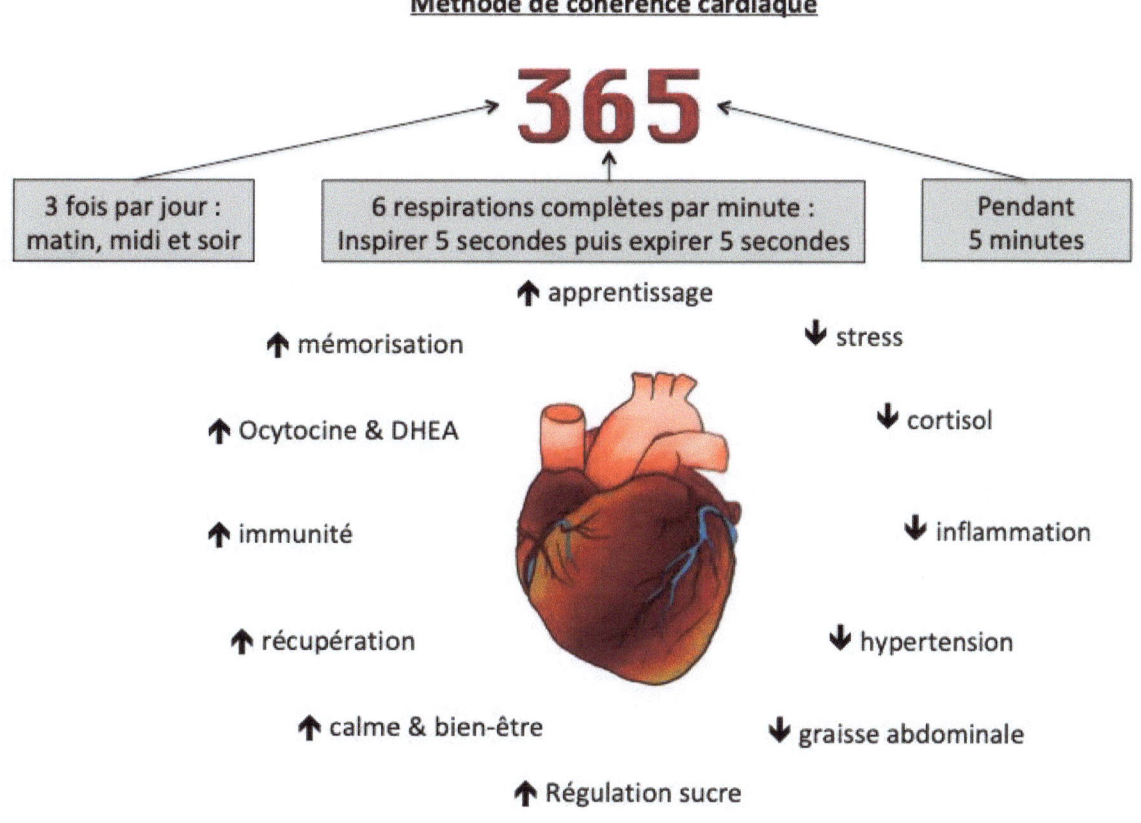

Figure 4.1. La méthode de cohérence cardiaque 365 et ses effets sur l'organisme

Nous allons enfin évoquer une technique (il en existe de nombreuses autres) de relaxation progressive mise au point par le docteur Jacobson afin de favoriser la détente physique et mentale. Elle est basée sur le principe que le stress et les tensions psychiques, quelles que soient leurs natures, provoquent l'apparition de contractions musculaires ; et que pour les diminuer voire les faire disparaître on pourra décontracter le plus possible l'ensemble de notre corps. Cette technique, d'une durée de 20 minutes, consiste à contracter volontairement différents groupes musculaires, ou parties du corps, pendant une dizaine de secondes puis à relâcher la tension. Il sera demandé de porter son attention au contraste entre la tension désagréable liée à aux contractions et la détente agréable provoquée par le relâchement des muscles.

Comme pour la pleine conscience, nous vous suggérons d'utiliser des supports audios que vous pourrez aisément trouver sur internet afin de vous guider dans un premier temps, ou en enregistrant vous même la description ci-dessous lue à voix haute.

- Pour réaliser cette technique, nous vous recommandons de trouver un endroit calme, de vous asseoir ou de vous allonger confortablement puis de fermer les yeux.
- Réalisez 3 inspirations et expirations profondes. Imaginez que les tensions de votre corps commencent à diminuer et que votre respiration est agréable.
- Vous allez à présent serrer vos poings pendant 10 secondes ; puis les relâcher pendant 20 secondes. Ce même délai de contraction et relâchement sera utilisé pour les autres muscles et parties du corps que nous allons par la suite évoquer. Après chaque contraction, prenez bien conscience du relâchement de vos muscles et de la sensation de détente agréable qui est associée.
- Contractez maintenant vos biceps en dirigeant vos avant-bras vers vos épaules, pour les gonfler au maximum. Maintenant, relâchez.
- Tendez à présent vos triceps, l'arrière de vos bras, en tendant vos bras bien droits. Puis, relâchez.
- Maintenant vous allez tendre les muscles de votre front en essayant de lever vos sourcils le plus haut possible. C'est bon, relâchez.
- Vous allez maintenant tendre les muscles de vos paupières en fermant fortement vos yeux. Vous pouvez relâcher.
- Ouvrez grand votre bouche. Puis relâchez.
- A présent contractez fermement les muscles de vos mâchoires en serrant les dents ; OK relâchez.
- Contractez les muscles du cou en penchant doucement et lentement votre tête vers l'arrière, comme si vous vouliez vous toucher le dos avec la tête, puis relâchez.

- Contractez les muscles des épaules en les remontant en direction de vos oreilles. C'est bon, relâchez.
- Contractez les muscles du dos au niveau des omoplates en poussant vos épaules vers l'arrière et en essayant de rapprocher vos omoplates. Maintenant, relâchez.
- Contractez les muscles pectoraux de la poitrine. Relâchez.
- Contractez les abdominaux, en serrant votre ventre. Relâchez.
- Contractez les lombaires : muscles en bas du dos. OK, relâchez.
- Contractez les muscles fessiers en les serrant et rapprochant vos fesses. C'est bon, relâchez.
- Contractez les muscles des cuisses. Relâchez.
- Contractez vos mollets en pointant vos orteils vers le haut. Relâchez.
- Tendez les muscles de vos pieds en recourbant vos orteils vers le bas. Maintenant, relâchez.
- Tout en conservant une respiration lente et profonde, concentrez vous sur votre état de relaxation qui s'étend dans tout votre corps.
- Pour finir, vous allez doucement ouvrir les yeux et bouger légèrement vos muscles avant de progressivement vous relever.

Il existe d'autres moyens de gestion du stress, comme l'activité physique qui est considérée comme un excellent exutoire tensionnel (permettant d'évacuer le stress, la pression et/ou les tensions) et que nous allons à présent aborder.

5. Adapter son mode de vie

5.1. Rôle essentiel de l'activité physique

Selon l'Organisation Mondiale de la Santé (OMS), la pratique régulière d'activité(s) physique(s) est un des éléments clé pour vivre en bonne santé physique et mentale, et pour améliorer le bien-être. Ainsi, l'OMS recommande de pratiquer au moins 150 minutes (ce qui peut par exemple représenter 30 minutes par jour, 5 fois par semaine) d'activité physiques ou sportives hebdomadaires d'intensités modérées. En effet, l'exercice physique est très « bénéfique pour le cœur et le corps » en contribuant à la prévention des maladies non transmissibles comme celles cardiovasculaires, l'hypertension, le diabète ou les cancers ; mais également pour « l'esprit » en augmentant le sentiment de bien-être général et en diminuant les symptômes de dépression et d'anxiété. Par contre, la pratique d'une activité physique insuffisante engendre un risque de décès augmenté de plus de 20% en comparaison avec la pratique d'activité physique régulière correspondant aux recommandations de l'OMS, que nous allons repréciser dans ce chapitre.

Dans un premier temps, nous allons définir « l'activité physique » qui concerne tout mouvement corporel produit par des contractions musculaires qui vont engendrer une dépense énergétique de l'organisme. Ces mouvements peuvent être réalisés au cours d'activités de loisirs, de sports, de jardinages, de bricolages, d'activités ménagères, de déplacements (à pieds, en vélo…) ou liées au travail. Les activités physiques d'intensités modérées ou soutenues ont des effets bénéfiques sur la santé, la prévention des maladies et des accidents vasculaires cérébraux (AVC). Elles favorisent également le maintien du poids corporel, peuvent participer à la perte de masse adipeuse (gras) et améliorer la qualité de vie et le bien-être.

Il est également important de noter que la sédentarité représente aussi un facteur de risque. La sédentarité correspond au temps passé en position assise, debout ou couchée, sans activité physique au cours d'une journée. Quand on est en situation de sédentarité, la dépense énergétique est très faible, ce qui peut être fréquent quand on travaille longtemps assis à un bureau devant un ordinateur sans se lever régulièrement. On peut donc être physiquement actif et faire 150 minutes d'activités physiques par semaine, tout en étant quand même considéré comme sédentaire en passant beaucoup de temps assis ou couché, alors qu'on est éveillé, comme par exemple le cas d'étudiants qui vont rester longtemps assis dans une salle de cours pour apprendre et réviser, ou dans certains métiers. Il est cependant nécessaire de réduire au maximum le temps passé à réaliser des activités sédentaires (voir tableau 5.1).

Risques	Effet de la diminution de la sédentarité
Mortalité	Diminution de la mortalité (toutes causes)
	Diminution de la mortalité cardio-vasculaire
Maladies chroniques	Diminution du risque de diabète (type 2)
	Diminution du risque de maladies cardio-vasculaires
	Diminution du risque de cancers (e.g., endomètre)

Tableau 5.1. Effets de la diminution de la sédentarité sur la santé

Pour limiter les périodes de sédentarités au cours d'une journée, il sera recommandé d'interrompre les moments où vous êtes assis ou allongés par des périodes d'1 à 5 minutes en position debout (exemples de bureaux de type mange debout), ou par des périodes d'activités physiques légères (étirements, flexion/extensions des jambes et des bras, petite promenade, monter et descendre des escaliers, s'asseoir sur un ballon d'exercice au lieu du fauteuil...). Ainsi, l'idée sera d'essayer de remplacer au maximum les périodes de sédentarité par des périodes d'activité physique, même au travail, quand c'est possible.

Les recommandations de l'OMS, en ce qui concerne le volume d'activité physique à réaliser par semaine, seront fonction de l'âge et des caractéristiques des individus :

Chez les enfants et adolescents (âgés de 5 à 17 ans), il sera recommandé de réaliser en moyenne au moins 60 minutes par jour d'activité physique modérée à soutenue. Parmi les activités physiques et/ou sportives, les jeunes devraient se consacrer à des activités d'endurance et également de renforcement musculaire, 3 fois par semaine. La sédentarité (temps passé assis ou allongé, en dehors du sommeil) devra également être limitée, notamment lorsque celle-ci implique l'utilisation d'écrans à des fins de loisir.

En ce qui concerne les adultes âgés de 18 à 64 ans, les recommandations porteront sur la réalisation d'au moins 150 minutes hebdomadaire d'activité(s) physique(s) modérée(s) ou au moins 75 à 150 minutes d'activité d'endurance soutenue. Une combinaison d'activité(s) modérée(s) et soutenue(s) est bien entendue également adéquat et pertinente. De plus, il sera important de réaliser des activités de renforcement musculaire comme par exemple des exercices de musculation à poids de corps. Comme pour les enfants, il faudra veiller à limiter le temps de sédentarité et, dans la mesure du possible, à le remplacer par de l'activité physique afin d'obtenir des bénéfices supérieurs sur la santé comme nous l'avons indiqué dans le tableau 5.1.

Chez les personnes de plus de 65 ans, alors que les recommandations sont similaires à celles des adultes (18-64 ans) : au moins 150 minutes d'activité(s) physique(s) modérée(s) ou 75 à 150 minutes d'activité d'endurance soutenue par semaine), il s'agira de réaliser également des exercices de force et d'équilibre au moins 3 fois par semaine, afin d'entretenir ou améliorer les capacités fonctionnelles et prévenir les chutes. Ces recommandations concernent également les personnes souffrant d'affections chroniques. Ainsi, l'activité physique tout le monde doit en faire ! Il sera possible de solliciter des professeurs d'APA (Activités Physiques Adaptées) qui individualiseront la pratique physique et l'adapteront en fonction des pathologies et caractéristiques des personnes ayant des besoins spécifiques et particuliers.

Nous allons à présent nous intéresser aux bienfaits de l'activité physique en général. Pratiquer une activité physique et/ou sportive régulière, chez les enfants et les adolescents, permet d'améliorer la santé mentale (e.g., diminution du stress et de la dépression), physique (e.g., amélioration de la condition physique, de la santé osseuse et de la santé cardiaque) et favorise la réussite scolaire ainsi que la perte de poids. Pour les adultes, la pratique d'une activité physique et/ou sportive régulière va permettre de maintenir un poids corporel sain, de réduire les risques de chutes et de fractures, de réduire les pathologies (cardiaque, AVC, diabète, hypertension, cancers…) et d'améliorer les capacités cardiorespiratoires, osseuses, fonctionnelles ainsi que les aptitudes musculaires (voir figure 5.1). De plus, pratiquer des activités physiques à un niveau encore plus élevé, que celui préconisé dans les recommandations, entrainera généralement des effets bénéfiques supplémentaires.

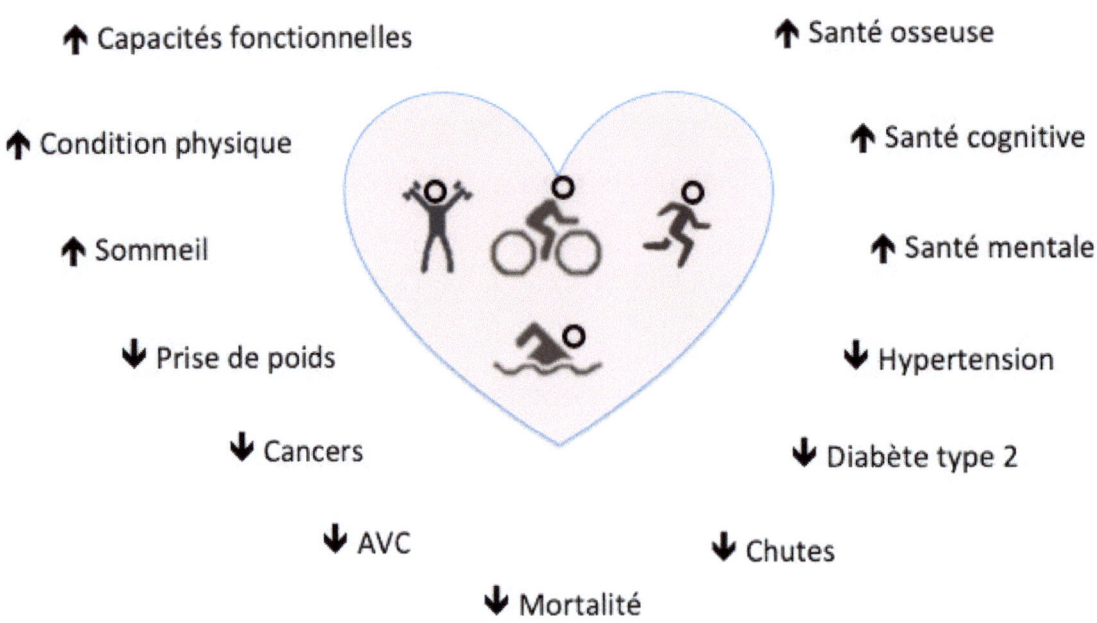

Figure 5.1. Bienfaits de l'activité physique et/ou sportive régulière

Il est important de rappeler que parmi les activités physiques, on retrouve également les activités de la vie quotidienne qui comportent notamment les déplacements actifs (marcher, faire les courses, monter et descendre les escaliers, se déplacer en vélo, en trottinette…), les activités domestiques (faire le ménage, le repassage, plier le linge, bricoler, jardiner, laver la voiture…) et les activités professionnelles ou scolaires. Ces activités sont en général d'intensité peu élevée à modérée, mais il est important de les inclure dans le calcul de l'activité physique hebdomadaire et de les valoriser.

Parmi ces activités, la marche est très importante et présente de nombreux avantages que nous avons souhaité développer :

- Elle peut être facilement mise en œuvre et réalisable à tout âge
- Elle peut servir d'activité de locomotion, de loisir et de tourisme

- Elle peut également comporter une dimension sportive en accélérant la vitesse de déplacement et en utilisant des bâtons comme dans le cas de la marche nordique qui permettra de solliciter en plus des membres inférieurs, les membres supérieurs
- Elle peut être réalisée en groupe, avec la possibilité d'échanger et de discuter avec autrui, ou individuellement
- Elle peut être réalisée sans équipement cher ou spécifique
- Sa pratique comporte très peu de risque
- Elle a des effets bénéfiques sur la santé en réduisant le risque d'accident cardio-vasculaire ou de diabète de type 2
- La plupart des téléphones portables et de nombreuses montres électroniques à prix abordables disposent d'outil de mesures (podomètres, GPS, accéléromètres…) permettant une quantification de la marche réalisée ou cours d'une journée (en terme de temps, de nombre de pas réalisés, de nombre de marches montées…). Ces outils peuvent faciliter le suivi longitudinal et permettre une meilleure estimation des dépenses énergétiques provenant de l'activité physique. Ainsi, en suivant les indicateurs préalablement évoqués, je peux savoir si j'ai atteint mes objectifs en terme d'activité physique journalière ou hebdomadaire.

La pratique du vélo, qui est également recommandée, peut à la fois servir pour réaliser des déplacements (de façon écologique), mais également servir d'activité de loisir individuelle ou collective. La présence de pistes cyclables et la mise à disposition de vélo à assistance électrique favoriseront sa pratique et permettent de bénéficier des effets positifs de la pratique de plein air.

Les recommandations de l'OMS indiquent également qu'il est conseillé de réaliser des exercices physiques de musculation ou de renforcements musculaires, qui peuvent être notamment faits à domicile sans équipements spécifiques (voir en annexe) ou dans des infrastructures de plein air en libre accès comme par exemple les plateaux sportifs, les aires de remise en forme ou de fitness mises à disposition des usagers par les mairies et les villes. Il existe de nombreux tutoriels et vidéos gratuites en ligne qui peuvent vous aider et guider dans la réalisation des exercices. Vous avez aussi la possibilité de solliciter un coach sportif, ou un professeur d'APAS en fonction de votre profil, pour bénéficier d'accompagnement adapté.

Enfin, nous évoquons les activités sportives qui impliquent généralement l'adhésion à un club ou une structure qui suit un règlement spécifique et qui comprend éventuellement le paiement d'une licence sportive permettant de réaliser des compétitions pour celles et ceux qui le souhaitent. Ce sont généralement des activités structurées et organisées qui sont encadrées par des personnes formées et diplômées et qui peuvent inclure une grande variété de disciplines sportives (natation, football, tennis, gymnastique...). L'avantage, c'est que vous disposerez d'un accompagnement spécifique, dans des lieux adaptés à la pratique, qui sera proposé à des horaires réguliers. De plus, de nombreuses fédérations sportives proposent des programmes de sport-santé pour tous et également adaptés pour des publics spécifiques atteints de maladies chroniques, de cancers, ou pour les personnes âgées.

Pour obtenir des effets bénéfiques de l'activité physique, il est nécessaire qu'elle soit pratiquée de façon régulière. Les effets positifs sur la santé, la condition physique ou l'autonomie sont maintenus tant que l'activité physique se poursuit, et cesseront au bout de deux mois d'arrêt seulement. Réaliser 30 minutes d'activité physique par jour, en intégrant de l'endurance et en variant les intensités (voir le tableau 5.2 pour des indications concernant l'intensité de très nombreuses activités sportives et de la vie quotidienne), permettra d'atteindre les recommandations de l'OMS.

L'intensité des activités physiques réalisées a donc une influence sur les dépenses énergétiques et également sur les substrats énergétiques, c'est à dire les types de sources énergétiques (glucides, lipides...) utilisés pour fournir les muscles sollicités pendant l'exercice.

Ainsi, quand l'objectif est de « brûler des graisses », c'est à dire de déstocker et dégrader des lipides (acides gras), il faudra que les séances d'activités physiques soient longues (plus de 30 minutes) et lentes (d'intensités faibles à modérées). En effet, lors d'une activité physique de type endurance (on parle également d'effort de type aérobie), comme marcher, nager ou courir longtemps à faible intensité (i.e., faible vitesse), les muscles vont dans un premier temps consommer le glycogène stocké en leur sein.

Intensité	Indicateurs	Activités quotidiennes	Activités sportives
Faible (< 3 MET)	Pas d'essoufflement Conversation facile Pas de transpiration Cœur bas normalement	Marche lente Promener un animal Dépoussiérer meuble Conduire	Nager très lentement Golf Tir Bowling
Modérée (3-6 MET)	Essoufflement modéré Conversation possible Transpiration modérée Battements du cœur un peu accélérés	Marche 5-6 km/h Monter lentement les escaliers Jardiner, tondre Laver la voiture Faire le ménage	Danse de salon Nager normalement Paddle Voile Equitation Ski alpin de loisir
Elevée (6-9 MET)	Essoufflement Conversation difficile Transpiration abondante Cœur bat vite	Marche rapide Monter rapidement les escaliers Faire le ménage Laver les carreaux	Répétition de pompes Gymnastique Course > 8 km/h Vélo > 20 km/h Tennis en simple Sports collectifs Nager vite
Très intense (> 9 MET)	Essoufflement important Conversation impossible Transpiration abondante Cœur bat très vite	Bécher Déménager Porter ses courses en montant les escaliers	Course > 9 km/h Vélo > 25 km/h Tennis en compétition Natation en compétition Boxe, Waterpolo Triathlon ou Sports collectifs en compétition

Tableau 5.2. Exemples d'activités quotidiennes et sportives en fonction de l'intensité des exercices (1 MET = dépense énergétique au repos : 1kcal par kg de poids corporel et par heure)

Puis comme les réserves sont très faibles, ils vont dans un deuxième temps consommer le glucose présent dans le sang ou issu des réserves stockées dans le foie. Ces réserves sont également immédiatement disponibles mais elles sont limitées. C'est pour cela qu'après quelques minutes d'effort, la lipolyse permettant le déstockage des graisses, transformées en énergie, viendra compléter l'énergie apportée par la dégradation des glucides (glucose et glycogène). Comme indiqué dans la figure 5.2, le pourcentage de contribution des lipides, dans la dépense énergétique, dépendra de la durée et surtout de l'intensité de l'exercice réalisé. Plus l'intensité de l'activité physique sera faible, plus la part des lipides (dont notamment des graisses stockées) sera élevée mais la consommation de calories liée à l'activité sera faible. De même, plus l'effort sera intense, et moins la part des graisses « brûlées » sera importante, et ce seront plutôt les glucides qui seront utilisés avec une plus grande consommation de calories liées à l'effort. En effet, la lipolyse nécessite un apport en oxygène, et cet apport sera apporté par la respiration lors des efforts dits « aérobie » comme l'endurance ou les exercices longs de faibles intensités.

Au delà d'une certaine intensité d'exercice (e.g., élevée et intense), l'apport en oxygène ne sera pas suffisant et notre organisme utilisera les glucides pour répondre à la demande. Par contre, et comme indiqué sur la figure 5.2, si l'intensité est trop faible, la quantité de « graisse brûlée » sera très (trop) faible.

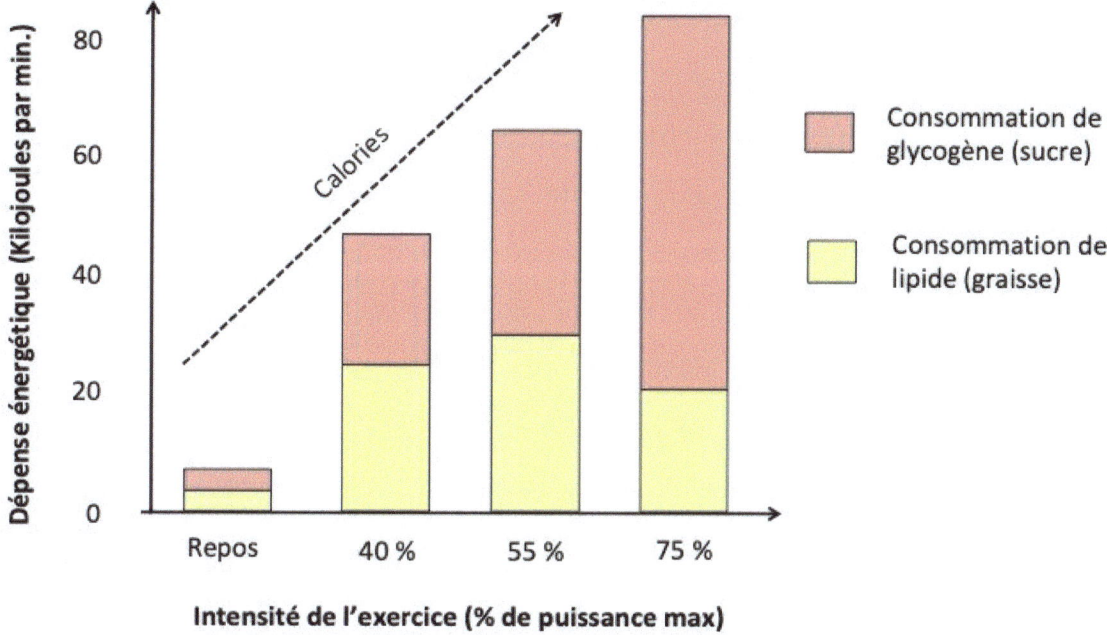

Figure 5.2. Dépense énergétique et utilisation des substrats énergétiques (lipides et glucides) en fonction de l'intensité de l'activité physique ou sportive.

Pour perdre du poids, il faudra se situer à une intensité d'exercice « spécifique et individuelle » correspondant à l'intensité des activités modérées, indiquée dans le tableau 5.2, et qui se situera entre 50 % et 80 % de votre fréquence cardiaque maximale (estimée à 220 moins votre âge) en fonction de votre IMC et de votre degré d'entrainement. Ainsi pour une personne obèse (IMC > 30), l'intensité d'exercice recommandée se situera entre 50 et 55 % de sa fréquence cardiaque maximale ; elle sera entre 60 et 70 % pour une personne sédentaire pratiquant peu d'activité physique et pourra atteindre 75-85 % pour une personne entrainée (e.g., sportif). En effet, l'entrainement rend plus efficace le métabolisme des graisses (la lipolyse) en augmentant le pourcentage de lipides consommés pour une même fréquence cardiaque. Il est possible de s'aider des montres cardio-fréquencemètres pour avoir des indications précises concernant les zones d'intensités d'exercices et donc les types de substrats énergétiques consommés en prédominance par notre organisme.

Comme nous l'avons déjà évoqué, même si la lipolyse (brulage des graisses) commence dès les premières minutes d'un exercice physique, elle deviendra de plus en plus conséquente avec l'augmentation de la durée de l'activité et la diminution des réserves en glycogène (glucides) de l'organisme. La lipolyse sera considérée comme optimale après environ deux heures trente à trois heures d'activité. On retiendra également que réaliser un seul effort long sera plus efficace que plusieurs activités courtes. Ainsi nous recommandons des efforts d'au minimum 30 minutes et si possible de dépasser de temps en temps les 2h30 d'activité quand c'est possible. Enfin, et pour rappel, il est recommandé de réaliser chaque semaine des exercices de renforcement musculaire. Or faire des exercices de musculation peut également représenter un moyen efficace pour maigrir. En effet, en plus de favoriser le développement musculaire (fabrication de muscle) cela augmente le métabolisme de base et donc la consommation de calories au repos : ainsi on pourra maigrir même en dormant.

5.2. Importance du sommeil

Le sommeil est une composante essentielle, mais souvent négligée ou sous-estimée, de la perte de poids. En effet, un manque de sommeil favorise la prise de masse adipeuse, représente un facteur de risque reconnu d'obésité et peut avoir de nombreux autres effets négatifs (voir figure 5.3) ; alors qu'un sommeil de qualité favorisera la perte de poids. Ainsi retenez l'adage : « Je dors bien, donc je maigris ». Nous allons donc aborder des généralités sur le sommeil pour mieux comprendre son fonctionnement, son influence au niveau hormonal et ce qui caractérise un sommeil dit « de qualité ». Nous apporterons ensuite des recommandations appliquées afin d'améliorer la qualité de votre sommeil.

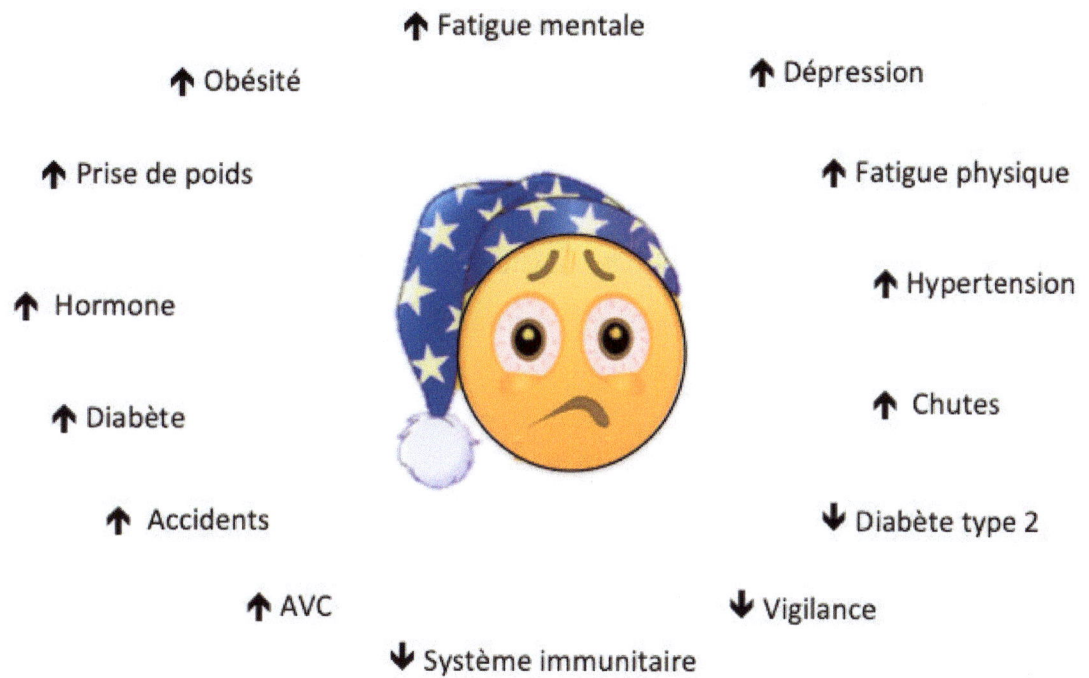

Figure 5.3. Les conséquences d'un manque de sommeil

Le sommeil, qui représente près du tiers de notre vie, a une influence conséquente sur notre santé et notre bien-être. En effet, avoir une qualité et une durée de sommeil adaptées aux besoins individuels aura de multiples effets bénéfices sur la santé, la mémoire, l'apprentissage, l'équilibre émotionnel, les performances physiques et la qualité de vie en général. Il existe de grandes variabilités individuelles concernant la durée du sommeil, mais en moyenne en France elle est d'un peu plus de 7 heures chez les adultes, en semaines, et un peu plus de 8 heures le week-end. Bien que ces durées se situent dans les fourchettes des durées recommandées (entre 7 et 9 heures pour les 18-64 ans et entre 7 et 8 heures pour les plus de 65 ans), près d'une personne sur deux estime ne pas dormir suffisamment et être victime de troubles du sommeil au cours de leur nuit.

Une nuit de sommeil est composée d'une succession de cycles, généralement entre 4 et 6, d'une durée allant de 70 à 110 minutes (voir Figure 5.4). Chaque cycle sera composé d'une succession de différents types de sommeils (lent léger, lent profond et paradoxal) que l'on enchaine, après la phase d'endormissement, et qui seront entrecoupés de réveils ou semi-éveils entre chaque cycle. Dans l'idéal, le sommeil devrait se dérouler la nuit et d'une seule traite. Il sera également possible et recommandé d'inclure une courte sieste d'environ 20 minutes, après le déjeuner. Le sommeil sera notamment dit « de qualité » : quand la durée d'endormissement sera de moins de 30 minutes, quand l'efficacité du sommeil (i.e., temps passé à dormir par rapport au temps passé au lit) sera d'au moins 85 % et quand le temps de lever sera inférieur à 20 minutes.

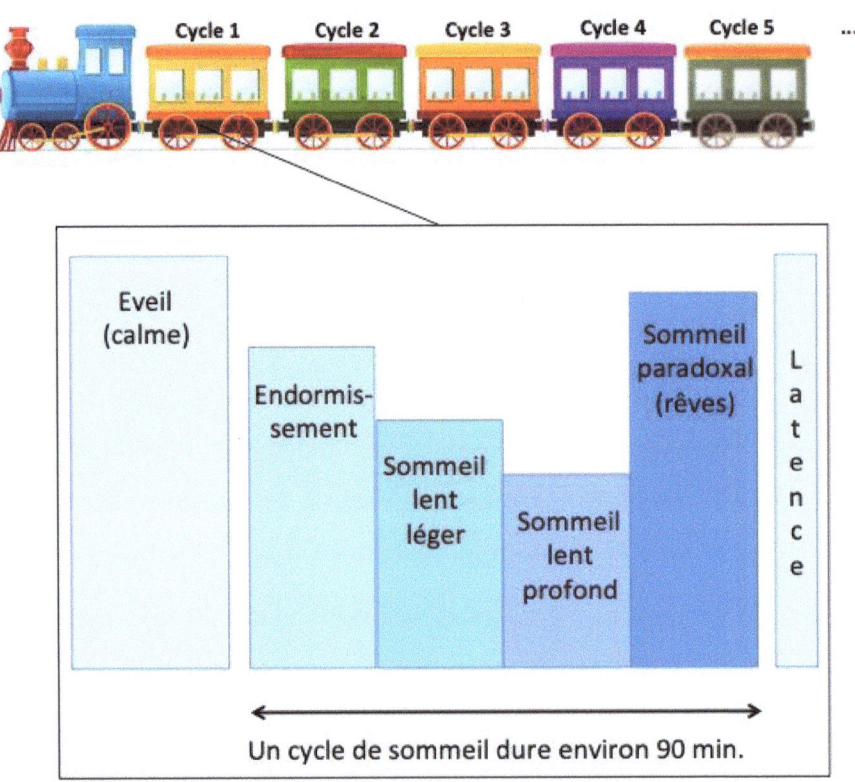

Figure 5.4. Les cycles du sommeil au cours d'une nuit

Pour mieux comprendre pourquoi le sommeil est si important, nous allons évoquer ce qui se passe dans notre organisme pendant que l'on dort. Au niveau du corps, on va observer un ralentissement progressif des fonctions de base avec une diminution de la fréquence cardiaque, de la tension artérielle, du tonus musculaire ainsi que de la température centrale. Grace à la libération de l'hormone de croissance (principalement lors des phases de sommeil lent profond), le sommeil va permettre la réparation/régénération des os, de la peau, des muscles etc. et va favoriser la constitution de l'immunité ainsi que l'élimination des toxines. Au cours du sommeil, la leptine (hormone de la satiété) sera produite pour éviter d'avoir faim au cours de la nuit, alors qu'en phase d'éveil, la ghréline sera synthétisée dans l'estomac pour stimuler l'appétit. Une altération de la qualité du sommeil engendrera une perturbation de cette balance hormonale et favorisera les fringales et la prise de poids.

Au niveau du cerveau, l'activité de celui-ci variera en fonction des types de sommeil : alors qu'on observera un ralentissement du fonctionnement cérébral au fur et à mesure que l'on passe du sommeil lent léger au sommeil lent profond, on observera une activité corticale plus importante lors du sommeil paradoxal : celui des rêves. Le sommeil est important pour notre cerveau car il favorise le maintien des connexions entre les neurones, permet le stockage et l'organisation des nouvelles connaissances et consolide les informations en mémoire. De même, c'est pendant le sommeil que le cerveau va nettoyer les déchets et toxines accumulés au cours de la journée. Le manque de sommeil aura des effets négatifs sur notre capacité à raisonner, à gérer les émotions, affectera notre humeur, favorisera l'anxiété et augmentera les risques d'obésité ou prise de poids.

Comme évoqué précédemment, il existe des liens entre les troubles du sommeil et la prise de poids. Par exemple, l'augmentation de l'hormone du stress (le cortisol), induite par un manque de sommeil, augmentera l'appétit et les envies d'ingestion d'aliments notamment sucrés. De même, la perturbation du sommeil entrainera la production excessive de ghréline (pour rappel, c'est une hormone libérée au niveau de l'estomac qui ouvre l'appétit) qui incitera des personnes en déficit de sommeil à manger plus et choisir des aliments riches en lipides et en sucres, et qui favorisera donc la prise de poids. Ces dérèglements hormonaux favoriseront également le développement d'une résistance à l'insuline. L'organisme sera alors obligé d'en sécréter plus, alors que cette hormone est impliquée dans le stockage des nutriments, ce qui favorisera une prise de poids sous forme de masse adipeuse (i.e., graisse). Enfin, dans une sorte de cercle vicieux, la prise de poids pourra à son tour avoir des effets négatifs sur le sommeil en favorisant les ronflements, les insomnies et l'apnée du sommeil...

Afin d'améliorer la qualité de votre sommeil, nous recommandons par exemple :

- de réaliser des activités physiques dans la journée, mais pas après 20h,

- d'avoir des horaires réguliers de coucher et de lever pour respecter son rythme biologique,

- d'éviter de lutter contre le sommeil et de faire des siestes courtes après le repas du midi,

- de vérifier la qualité de sa literie et de son oreiller,

- de s'exposer à la lumière du jour (sur laquelle est basée notre horloge biologique interne),

- d'éviter les excitants (thé, café, boissons énergisantes, jus de fruits) après 16h00,

- de dormir dans un environnement propice au sommeil ayant peu ou pas de lumière ou de bruit et une température ambiante d'environ 19°Celsius en climat tempéré et 24°C l'été ou en climat chaud,

- d'éviter les automédications et traitements pour dormir sans avoir consulté un médecin,

- d'éviter l'alcool (qui favorise l'instabilité du sommeil et les réveils nocturnes) ou le tabac (stimulant qui retarde l'endormissement et rend le sommeil plus léger) notamment le soir,

- de réaliser, en cas de stress, des exercices de relaxation, de cohérence cardiaque et/ou de pleine conscience aideront à maintenir des niveaux de ghreline équilibrés et à gérer les émotions négatives.

Comme préalablement indiqué, réaliser des activités physiques et sportives a des effets bénéfiques sur le sommeil en augmentant sa durée et sa qualité, pendant la nuit. L'activité physique va par exemple permettre de diminuer le temps d'endormissement, d'améliorer l'efficacité du sommeil, d'augmenter la durée de la phase de sommeil lent (le plus réparateur) et de diminuer les durées des réveils nocturnes ainsi que les insomnies. La réalisation d'une activité physique régulière favorisera la mise en place d'un cercle vertueux favorisant le renforcement des rythmes biologiques, la vigilance et la forme au cours de la journée, la motivation à réaliser des activités variées et favorisera la prévention des accidents (voir figure 5.5). Par contre, il est important de relever que plus l'activité physique ou sportive sera réalisée à des horaires proches de l'heure du coucher, plus l'intensité de l'effort devra être réduite (un effort d'intensité modérée conviendra parfaitement) pour éviter les heures tardives d'endormissement liées à l'excitation (activation du système sympathique de l'organisme).

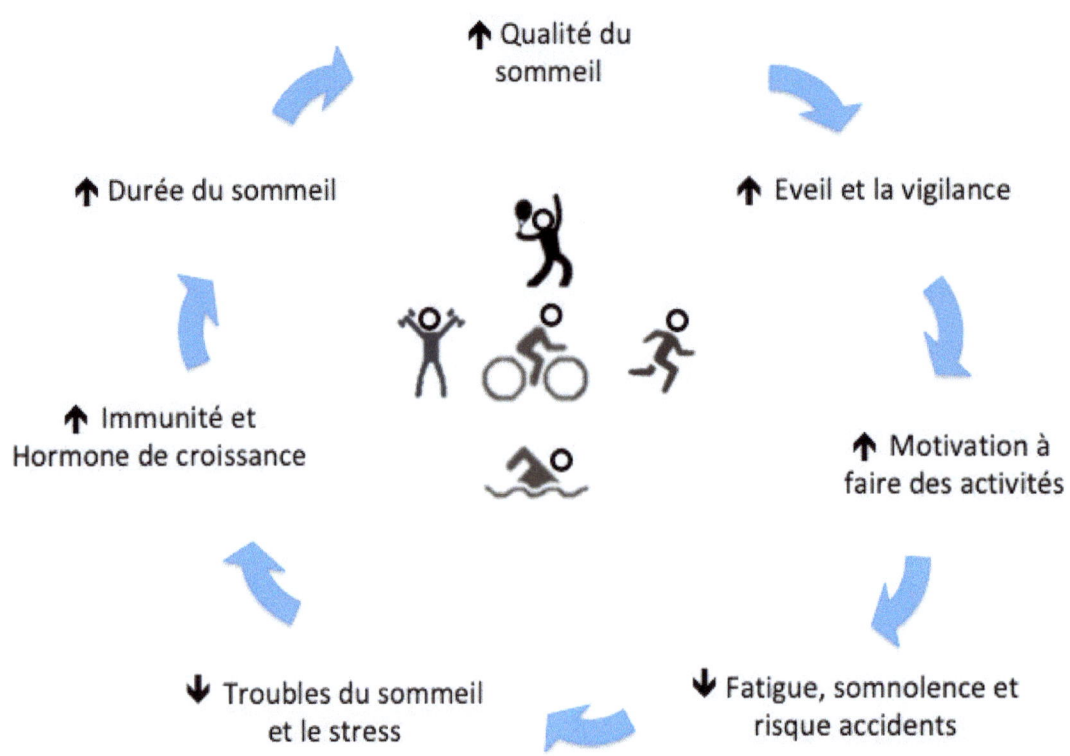

Figure 5.5. Cercle vertueux des effets bénéfiques de l'activité physique sur le sommeil

6. Principes de base en nutrition

6.1. Equilibrer les nutriments essentiels

A la base des recommandations nutritionnelles, on retrouvera des conseils propres à tous les individus comme la consommation de fruits, de légumes, d'aliments complets (comme le riz, les pâtes ou le pain complet), de lipides (dont les acides gras essentiels), de protéines de bonnes qualités, de produits laitiers et aussi de boissons dont essentiellement l'eau (voire figure 6.1).

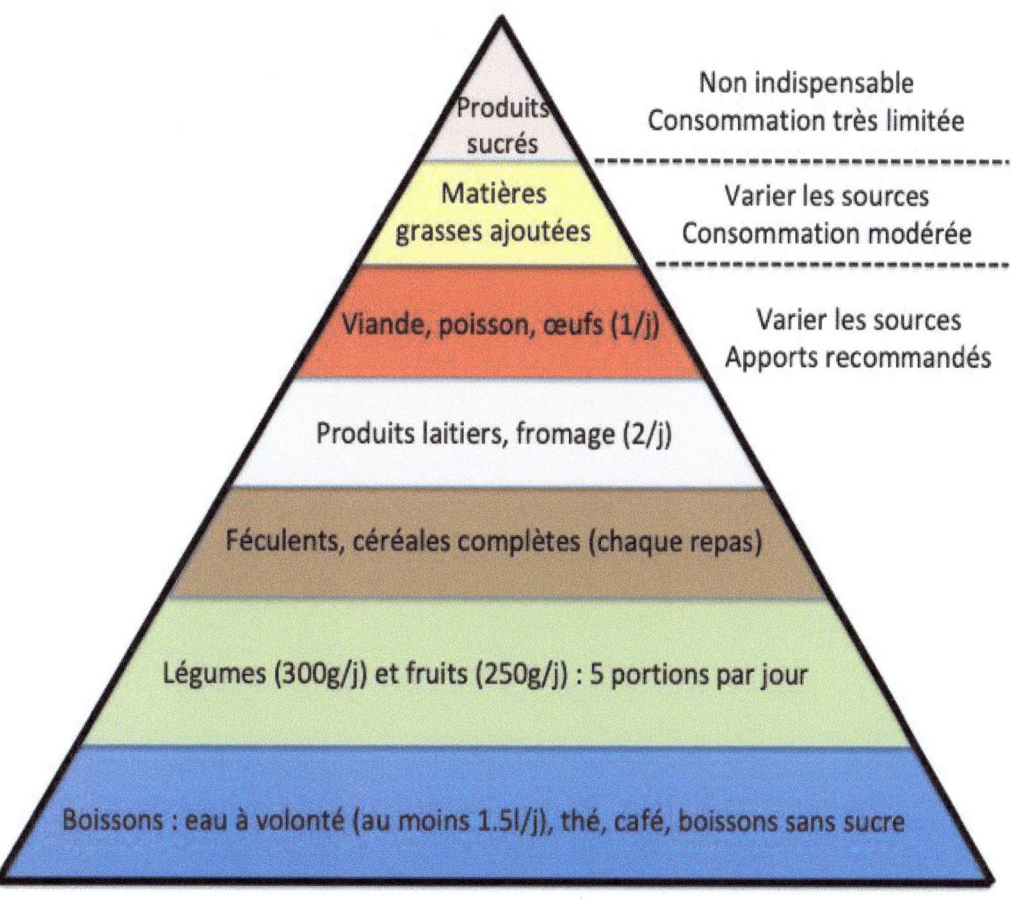

Figure 6.1. Pyramide alimentaire

Ensuite, il s'agira d'individualiser l'alimentation en fonction notamment de l'âge, du sexe, de l'activité physique et des objectifs que l'on souhaite atteindre. Il pourra être intéressant de consulter un nutritionniste afin de mettre en place un programme nutritionnel adapté à votre composition corporelle (ratio masse musculaire / masse grasse), activités physique et professionnelle, en tout cas, nous allons compléter vos connaissances dans le domaine de la nutrition.

La nutrition est un des facteurs majeurs de notre santé, c'est pourquoi il est important de savoir quoi et en quelle proportion manger. Comme indiqué dans la figure 6.1, à la base de la pyramide alimentaire on retrouve les boissons. Ainsi, il est recommandé d'ingérer entre 1.5 à 2.5 litres d'eau par jour pour les adultes (voir plus s'il fait chaud ou que l'on réalise une activité physique et sportive), tout au long de la journée et avant d'avoir soif. L'eau, qui est riche en minéraux et en magnésium va permettre une hydratation des cellules de l'organisme, un maintien du volume sanguin et de la salive, une régulation de la température corporelle et l'élimination des déchets.

Le thé vert (sans sucre) est également une boisson que vous pouvez consommer, en plus d'apporter de l'eau sa teneur en catéchines polyphénoliques et surtout en caféine va favoriser la lipolyse (décomposition des tissus adipeux retenant les acides gras du corps : les graisses) et la thermogenèse (production de chaleur dans notre organisme qui consomme de l'énergie). Le thé vert peut donc être considéré comme un allié favorisant la perte de poids. De même, le café (sans sucre) en plus d'être un stimulant, est également une boisson qui activera la lipolyse et favorisera la transformation des graisses stockées dans l'organisme en acides gras libres. Par contre il ne faudra pas trop en consommer (maximum 4 à 5 tasses de café par jour ; avec une limite de 400mg de caféine journalière pour un adulte en bonne santé), car en plus d'engendrer une potentielle addiction, la caféine peut avoir des effets secondaires (accélération de la fréquence cardiaque, anxiété, insomnie pour des ingestions tardives...).

Il est important de noter que les jus de fruits, même sans sucre ajoutés, sont considérés comme des boissons sucrées et donc il sera recommandé de ne pas en consommer plus d'un verre de 125 ml par jour et de privilégier les jus de fruits pressés. Les autres boissons sucrées comme les sirops, les sodas sont au sommet de la pyramide (figure 6.1) et devront donc être consommées de façons très limitées (pas plus d'un verre par jour et pas tous les jours). Il est également très important de savoir que les limitations concernent aussi les versions allégées « light » ou « zéro » de ces boissons. Une consommation trop importante de ces boissons sucrées augmente les risques de prise de poids mais également de maladies cardio-vasculaires et de diabète de type 2.

Enfin, et comme vous le savez probablement déjà, la consommation d'alcool qui ne doit pas dépasser 2 verres par jour et pas tous les jours, devrait être limitée et occasionnelle. L'alcool est facteur de la prise de poids car il renforce le stockage des graisses et contient énormément de calories (7 kcal/gramme d'alcool soit beaucoup plus que le sucre 4 kcal/g). En supprimant l'alcool on peut diminuer de 10 à 30% de ses apports énergétiques journaliers. Donc une des premières mesures à prendre si vous souhaitez maigrir serait de réduire votre consommation d'alcool. De plus, limiter son ingestion lors des repas permet d'accélérer la satiété. Enfin, limiter sa consommation sera bénéfique pour votre santé car l'alcool augmente les risques de cancers (du foie, du sein, du colon et aérodigestifs) ainsi que les maladies cardiovasculaires.

Comme indiqué dans le second étage de la pyramide, il est important de consommer suffisamment de végétaux dans vos repas et de préférences des produits locaux de saison et issus de l'agriculture biologique. Pour perdre du poids et être en bonne santé, il est recommandé d'augmenter sa consommation d'aliments d'origines végétales riches en fibres tels que les légumes, les fruits mais également les légumes secs et les féculents (pommes de terre, manioc). Ainsi, il sera préconisé d'ingérer, au cours de la journée, 3 portions de légumes (environ 300 grammes) et 2 portions de fruits (environ 250 g). Une portion correspond à une tomate de taille moyenne, une poignée de tomate cerise, d'haricot vert, un bol de soupe, de salade composée ou de poêlée de légumes, une pomme, une banane, une poire, quatre à cinq fraises ou grains de raisins (environ 90-120g). Ces végétaux, en plus des fibres, apporteront des vitamines, des minéraux et des antioxydants à votre organisme. De plus, les glucides complexes (ou sucres lents) apportés par les féculents vont fournir de l'énergie que notre organisme pourra utiliser progressivement (contrairement aux glucides simples que l'on retrouve dans les aliments sucrés) et vont ainsi permettre de limiter ou d'éviter le grignotage. Dans la mesure du possible, vous devrez privilégier les produits « fait maison », qu'ils soient frais, en conserve ou surgelés plutôt que les plats préparés issus du commerce (souvent trop riches en additifs et en sel).

De même, il sera conseillé de consommer au moins 2 fois par semaine des légumes secs (également appelés légumineuses) tels que des haricots (blancs, rouges, flageolets…), des lentilles, des fèves, des pois chiches, des pois cassés etc. que l'on retrouve au troisième étage de la pyramide. De plus, parmi les recommandations on retrouve aussi la consommation journalière d'au moins un féculent complet ou produit céréalier complet (pâtes, semoule, riz ou pain complets) en privilégiant par exemple le pain complet au pain blanc. Les aliments complets contiennent des protéines, sont également riches en fibres et vont aider à ne pas avoir faim entre les repas.

Au quatrième étage de la pyramide nous retrouvons les produits laitiers qui concernent le lait et ses dérivés comme les yaourts, le fromage blanc et les fromages. Ils sont riches en calcium et apportent des protéines, des lipides et de la vitamine D. Qu'il soit entier ou écrémé, le lait apportera la même quantité de calcium, par contre c'est la teneur en matière grasse qui sera différente. C'est pourquoi, il sera préférable d'utiliser du lai demi-écrémé ou écrémé afin de faciliter la perte de poids. Alors que pour les jeunes et les adolescents on pourra atteindre 3 à 4 portions par jour, les recommandations seront de 2 portions journalières pour les adultes. Par exemple un yaourt nature et un morceau de fromage conviendront parfaitement et vous pourrez varier les produits consommés en alternant entre différents types de fromages, de yaourts, de fromage blanc ou de lait. Pour les personnes de plus de 75 ans, nous conseillons l'ingestion de 2 à 3 portions par jour de produits laitiers. Une portion correspondra à 150 mL (un verre moyen) de lait, 125 g de yaourt (généralement 1 yaourt), 30 g de fromage, ou du fromage râpé sur les plats consommés (ex les pâtes, gratins...). Attention, les glaces et les crèmes glacées ne font pas partie de la classe de « produits laitiers » mais plutôt des « produits sucrés » dont il faut limiter la consommation. De même, le beurre et la crème fraiche qui sont issus du lait ne sont pas comptés dans les produits laitiers car ils sont riches en lipides (graisses).

Au cinquième étage de la pyramide, on retrouve la viande, les œufs et le poisson qui est particulièrement riche en protéine. Il sera par exemple recommandé de consommer du poisson deux fois par semaine dont notamment les poissons gras tels que le maquereau, les sardines, le saumon, ou le hareng qui en plus des protéines sont riches en oméga 3. Pour la viande, il est conseillé de privilégier la volaille (e.g., poulet, dinde sans la peau) par rapport au porc, bœuf, veau, agneau, mouton et/ou de choisir les morceaux les moins gras (maximum 5% de matière grasse). On pourra se limiter à une portion par jour (1 steak haché, 1 filet ou une darne de poisson, 2 tranches de blanc de poulet ou de dinde, 2 œufs). Il est ainsi recommandé de limiter la consommation de viande à environ 500 g par semaine (soit environ 3 à 5 steaks ou 10 œufs) et surtout de limiter fortement la consommation de charcuterie à moins de 150 grammes par semaine (soit environ 3 tranches de jambon blanc) car leur consommation augmente les risques de cancer colorectal, de maladies cardiovasculaires et de diabète de type 2). Comme pour les autres aliments, il est suggéré de varier les sources de protéines : viande blanche, poisson, œufs, légumes secs, viande rouge (de façon plus limitée)... au cours de la semaine.

A l'avant dernier étage, nous retrouvons les matières grasses ajoutées dont la consommation devra impérativement être modérée et également variée, mais surtout pas bannie (stoppée). Les lipides sont indispensables au bon fonctionnement de notre organisme, notamment les omégas 6 et 3 qui participent à la fabrication des cellules et à la bonne santé cardiovasculaire, du cerveau, de l'œil (rétine) et du système nerveux. Il sera donc recommandé de privilégier l'huile d'olive et les aliments riches en oméga 3 comme les huiles végétales (e.g., colza, noix), les poissons gras mais aussi les fruits à coque non salés et/ou pas transformés comme les noix, noisettes, amandes ou pistaches (une petite poignée par jour suffira) qui contiennent du calcium et des acides gras polyinsaturés bons pour l'organisme.

Enfin, les boissons et produits sucrés sont à limiter car, consommés en excès, ils favoriseront la prise de poids. Dans ce dernier étage de la pyramide on retrouvera notamment le sucre, les confiseries, les boissons sucrées (sirops, sodas et boissons aromatisées....), les biscuits et viennoiseries, les crèmes desserts et certains plats préparés, cuisinés ou ultra-transformés du commerce dans lesquels on retrouve très souvent l'ajout de glucose en plus des matières grasses. Une surconsommation de ces produits entrainera une augmentation des risques de maladies cardio-vasculaires, de diabète de type 2, de cancers et autres pathologies notamment du foie.

En ce qui concerne le sel, bien que ce soit un élément essentiel au bon fonctionnement de notre corps, il est important de limiter sa consommation à un maximum de 5 grammes par jour (2 grammes seulement pour les enfants). Or, près de 80% du sel consommé provient des aliments ingérés et environ 20% du sel que nous ajoutons volontairement aux plats. Ainsi, il est fréquent de consommer une grande quantité de sel sans s'en rendre compte, notamment avec les aliments du commerce. Il est nécessaire de se « rééduquer » ou « réapprendre » à limiter sa consommation de sel en diminuant l'achat de produits riches en sel (plats préparés, charcuterie, gâteaux apéritifs, snacks, chips...), en salant légèrement les plats que l'on cuisine, en enlevant la salière de la table et en goutant les aliments avant de les saler (par habitude).

6.2. Autres conseils, astuces et recommandations

Pour que les adaptations et modifications alimentaires que vous allez réaliser soient efficaces, il est nécessaire de structurer les différentes prises alimentaires journalières en repas et en collation(s) en fonction de votre mode de vie et de vos activités physiques et professionnelles. En général, on devrait retrouver 3 repas principaux (petit-déjeuner, déjeuner et diner) ainsi qu'éventuellement une ou deux collations (non-obligatoires car si je n'ai pas faim, je ne dois pas manger par habitude). Par contre, une fois cette structuration établie et suivie avec assiduité, il sera très important de ne pas sauter de repas pour éviter les grignotages et fringales, favorisés par la faim, qui représenteront des entorses aux stratégies mises en place afin de perdre du poids.

Une seconde recommandation va concerner la préparation de ces repas et collations. Pour vous faciliter la tâche et également éviter des entorses, envies ou frustrations, nous suggérons de proposer la même alimentation pour toute la famille, en adaptant uniquement les quantités d'aliments en fonction de l'âge, du sexe et de l'activité de chacun de ses membres. Il sera préconisé de limiter le recours aux matières grasses lors de la cuisson (éviter les plats frits), favoriser les modes de cuisson considérés comme plus sains (vapeur, grillé, au four, bouillis) en ayant recours aux épices, herbes aromatiques et condiments variés afin de ne pas rogner sur le goût. Cuisiner avec des légumes et fruits de saison, riches en saveurs, peut permettre de limiter l'ajout de sel, de matière grasse ou autres sauces utilisés pour relever le goût des aliments fades. Manger des fraises l'hiver, c'est pas génial, ça n'a pas de goût et on sera tenté de rajouter du sucre, alors que l'été, un produit de la région ayant bénéficié de la lumière naturelle et de la chaleur sera dégusté et apprécié sans sucre ajouté. Cuisinez des quantités adaptées, congelez le surplus pour des moments où vous n'aurez pas le temps de préparer un repas et évitez de laisser les plats sur la table pendant les repas, surtout s'ils sont riches et gras.

Parmi les principaux conseils, nous recommandons de manger lentement, de prendre le temps de savourer chacune des bouchées ingérées en se concentrant sur les sensations, les saveurs et le goût des aliments, tout en mâchant bien ces derniers. Avec un tout petit peu d'entrainement, vous pourrez également arriver à pratiquer la pleine conscience pendant vos repas et prendre plaisir à manger des aliments sains tout en mettant en éveil vos papilles gustatives. De plus, le fait de manger plus lentement qu'habituellement favorisera la digestion ainsi que la satiété qui prend un certain temps avant de pouvoir être ressentie. Une astuce complémentaire consiste à utiliser des fourchettes et cuillères de plus petites tailles, ce qui limitera la quantité d'aliments que l'on peut saisir et donc ingérer.

Au regard des recommandations pour la santé, et pour perdre du poids, il sera préconisé de modifier nos habitudes alimentaires en diminuant notre consommation de viande, de charcuterie, de produits transformés très gras et de boissons sucrées et/ou alcoolisées. D'un autre côté il s'agira d'augmenter celle des fruits, légumes, légumineuses (légumes secs) et des aliments complets et peu raffinés. Le fait de manger moins de viande (150 g par semaine) peut permettre de faire des économies et/ou d'améliorer la qualité des produits achetés en « mangeant moins mais mieux ».

Afin de mieux repérer les qualités nutritionnelles des boissons et produits alimentaires transformés du commerce, vous pouvez repérer les nutri-scores que l'on retrouve sur de nombreux emballages (voir figure 6.2). C'est un score basé sur une échelle à 5 niveaux allant de A : pour les produits contenant des nutriments et aliments à favoriser (fibres, protéines, fruits, légumes, légumineuses, fruits à coques, huile de colza, de noix et d'olive), à E pour ceux qui le sont contenant des nutriments à limiter (énergie, acides gras saturés, sucres, sel) qui est apposé sur l'emballage et pourra vous aider à choisir et comparer certaines marques de produits.

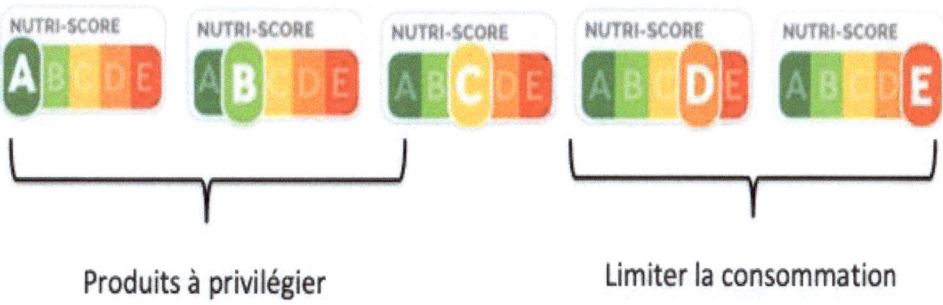

Figure 6.2. Nutri-scores observables sur certains emballages

Comme nous l'avons évoqué dans le chapitre précédent, et indiqué dans la pyramide alimentaire, il est recommandé de contrôler les portions d'aliments à ingérer. Pour cela nous allons vous donner quelques astuces : comme par exemple choisir des assiettes et des plats de plus petites dimensions, dans lesquels vous ne mettrez que la quantité recommandée et qui donnera tout de même l'impression de quantité (d'assiette remplie) et aussi de satiété une fois que vous aurez tout ingéré (voir figure 6.3). Nous vous recommandons également de commencer vos repas par des boissons et aliments peu caloriques : eau, soupe, salade, légumes car l'impression de satiété prend du temps et vous aurez tendance à moins vous servir en aliments plus riches (en glucides et surtout lipides) avec des nutriments riches en fibre ingérés au préalable. En plus d'utiliser des couverts de petites tailles, il semble que le fait de couper les aliments en plus petits morceaux et les espacer dans l'assiette donne une impression de quantité plus importante que des gros morceaux. Mais attention à ne pas trop réduire vos portions, car cela risque d'entrainer des fringales et grignotage entre les repas. Ces derniers doivent être complets et comporter des glucides, des protides (de différentes natures), des fibres et également des lipides comme les huiles végétales.

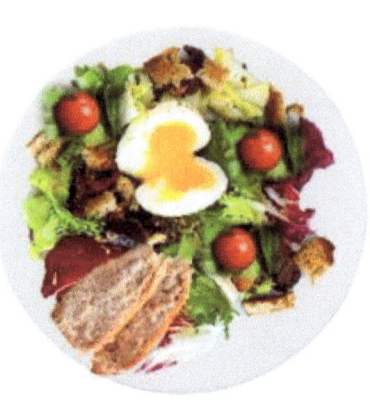 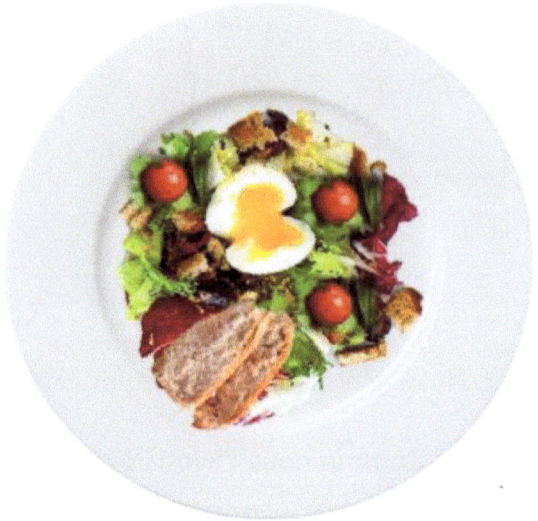

Figure 6.3. Impression de quantité en fonction de la taille du plat ou de l'assiette

Qu'en est-il pour les végétariens ? Certaines personnes choisissent d'être végétariens et vont alors exclure de leur alimentation les chairs animales (incluant les viandes, charcuteries, poissons, crustacés, mollusques ou insectes). Mais il est important de noter qu'une alimentation de type végétarienne peut aller de paire avec un équilibre nutritionnel à condition de respecter certaines règles comme varier les sources de protéines ingérées (œuf, protéines végétales, légumineuses, soja, fruits secs, graines et des produits laitiers) afin de ne pas se retrouver en déficit de protides, nécessaires au bon fonctionnement de notre organisme. Par contre, les personnes choisissant d'être végétalien (i.e., absence de consommation de viande, poisson, charcuterie, mais également d'œuf ou produits laitiers) auront des risques importants d'avoir des carences en vitamine B12 (apportées par les produits animaux) conduisant à des anémies (i.e., baisse du taux d'hémoglobine dans le sang) sévères. Il serait important d'en parler à un professionnel de santé (e.g., médecin, pharmacien, diététicien) afin de bénéficier d'une supplémentation alimentaire, notamment en vitamine B12 et généralement aussi en calcium, fer, zinc, vitamine D...

Maigrir, c'est également avoir un microbiote en bonne santé, or celui-ci est négativement impacté par notre alimentation « moderne » qui est souvent composée d'aliments ultra-transformés et aseptisés. En effet, les bactéries composant notre microbiote intestinal se nourrissent des aliments que nous consommons. Certains aliments riches en fibres (e.g., poireaux, céréales complètes, artichauts, aliments riches en acides gras essentiels comme les huiles végétales de colza, les noix ou poissons gras) favoriseront la quantité et diversité de ces bactéries qui ont un rôle très important dans la digestion comme nous l'avons indiqué dans un chapitre précédent. Une alimentation équilibrée, riche en fibre, acides gras essentiels et incluant des produits laitiers, participera au maintien de notre microbiote intestinal en bonne santé.

Une étape importante, mais qui peut être problématique, concerne les courses. Nous vous conseillons de prévoir votre liste à l'avance, en tenant compte des menus que vous comptez faire au cours de la semaine tout en y associant votre entourage proche si vous vivez en famille. Cette étape qui peut paraître un peu fastidieuse, permettra d'une part d'éviter les oublis et également de ne limiter ses achats qu'aux produits que l'on a sur la liste. Ce sera « bon pour le portefeuille », mais également ça limitera les envies et achats de produits dont je n'ai pas forcément besoin et/ou qui peuvent représenter des entorses à mon programme minceur. De même, essayez dans la mesure du possible, de ne vous engager que dans les rayons des produits de votre liste. Le prix et la disponibilité des produits peuvent représenter des obstacles, mais dans la mesure du possible privilégiez des produits de saison, locaux et d'origine biologique (produits BIO). Vous avez la possibilité d'acheter des produits frais mais aussi surgelés, en conserve, secs en sachet... par contre évitez les produits déjà cuisinés et transformé et favorisez les plats « fait maison ». En cas de doute sur un produit, regardez le nutri-score ou la composition sur l'étiquette afin de favoriser les produits ayant les meilleures qualités nutritionnelles et le moins d'additifs possible.

Une autre recommandation concerne le fait d'éviter de faire les courses quand on a faim, cela peut déclencher des envies et achats de produits (souvent gras et/ou sucrés) qui n'étaient pas prévus. Enfin, éviter d'acheter en quantité des aliments (à qualité ou valeur nutritionnelle) qui peuvent être consommés en dehors des repas comme les barres chocolatées, paquets de gâteau, chips etc. Vous pourrez vous faire plaisir avec des fruits ou par exemples des gâteaux faits maison dont vous pourrez contrôler la quantité et qualité des composants et qui pourront faire l'objet de moments privilégiés en famille, entre amis, lors de la préparation et/ou de la dégustation.

7. Identifier et surmonter les obstacles personnels

7.1. Analyser les blocages personnels à la perte de poids

Perdre du poids n'est pas qu'une histoire de calories et d'activité physique. Il existe de nombreux obstacles ou blocages, notamment psychologiques voire inconscients, qui peuvent représenter des freins à la perte et à la stabilisation du poids.

Par exemple, dans notre inconscient, le changement d'apparence physique notamment celui relatif à un amaigrissement, peut être associé à la notion de pathologie, de maladie grave, de douleur ou d'accident. Cela peut donc entrainer une sorte de blocage psychologique lié à la peur des transformations physiques, à la crainte de voir son apparence physique changer et de l'image que l'on va renvoyer aux autres. Cette peur de changement, peut également être liée à l'entourage et/ou au contexte familial notamment lorsqu'une ou plusieurs personnes proches sont également en surcharge pondérale. Ce type de blocage inconscient est en lien avec le sentiment d'appartenance et la crainte de créer une sorte de rupture avec « les siens » si on perd du poids, qui reviendrait en quelque sorte à les « trahir ».

D'autres blocages peuvent également intervenir comme par exemple la peur de ne plus se donner « l'excuse du surpoids » pour ne pas vivre des expériences nouvelles ou réaliser des projets, faire certaines activités. En effet, il peut arriver qu'on n'ose pas, ou que l'on s'interdise de faire certaines choses (vestimentaire, sportives, récréatives...) avec comme justification notre surcharge pondérale, tout en se disant « Oui mais si j'étais moins enveloppé(e) je l'aurais fait ». Les raisons peuvent être diverses : manque de confiance en soi ou en ses capacités, peur d'échouer, peur du regard des autres, autopunition etc. ; et cela peu amener notre subconscient à freiner notre perte de poids.

Enfin, alors que nous recommandons d'avoir comme objectif de perdre du poids pour se sentir mieux, être en forme et en meilleur santé, la société dans laquelle nous vivons tend plutôt à nous orienter vers des critères de beauté physique en lien avec l'attirance, le désir physique. Perdre du poids me rendrait plus attirant(e). Nous ne devons pas négliger cet aspect qui peut représenter un des facteurs de motivation pour perdre du poids. Cependant, cela pourrait également être une source de blocage notamment pour les personnes ayant été victimes d'agressions en lien avec cette notion d'image de beauté/désirabilité et pour lesquelles perdre du poids et être attirant(e) serait inconsciemment associée à la notion de « danger ».

Identifier et mettre en place de mesures appropriées et adaptées à votre profil n'est pas aisé, c'est la raison pour laquelle, nous recommandons de consulter des professionnels comme le psychologue que nous évoquerons plus spécifiquement dans le chapitre suivant et qui seront en mesure de proposer des pistes et moyens adaptés après des bilans.

7.2. Trouver des solutions adaptées à chaque individu

Parmi les pistes à explorer, la première consistera à tenter d'identifier les blocages que vous pourriez rencontrer. Essayez de vous questionner sur certaines de vos « mauvaises habitudes » comme par exemple les grignotages afin d'identifier pourquoi vous y avez recours. Est-ce que c'est par ennui ? Et donc la piste à explorer pour y remédier sera de trouver des occupations, se faire une liste de choses à faire, trouver de nouveaux loisirs, nouvelles activités, projets... Est-ce que c'est en réponse à des contrariétés, stress, frustrations, disputes... et donc pour apaiser vos émotions négatives ? Le grignotage de morceaux de fruits ou de fruits à coque pourrait permettre, dans un moindre mal, de répondre à ce besoin de réconfort et d'apaisement apporté par la nourriture. De façon un peu plus appropriée, des exercices de respiration/relaxation, de pleine conscience, de l'exercice ou des activités physiques, jouer de la musique ainsi que faire des sorties entre ami peuvent être utilisés pour diminuer les tensions et penser à autre chose.

Très régulièrement et si possible au quotidien, recherchez le « côté positif », le bonheur, le plaisir et la beauté des choses simples qui vous entourent comme par exemple la nature afin de ne pas vous laisser envahir par les émotions négatives que vous pourriez rencontrer dans la vie quotidienne. Ne cherchez pas à bloquer ces émotions négatives, mais prenez en plutôt conscience, constatez les, puis laissez les partir en vous recentrant sur quelque chose de plus positif qui vous donne le sourire, qui vous motive, ou qui vous fait tout simplement vous sentir bien.

En ce qui concerne votre entourage, votre famille et/ou votre partenaire, soyez rassurés et surtout convaincus, ils vont continuer à vous aimer ou à vous apprécier lorsque que vous aurez maigri et atteint votre poids de corps souhaité. Ce dernier, c'est vous qui devez le choisir, l'estimer, le déterminer, ainsi que la temporalité pour l'atteindre. Il ne doit surtout pas être imposé par les parents, proches ou partenaires. S'ils tiennent à vous, ils seront contents de vous savoir plus heureux, mieux dans votre peau, en forme et en meilleure santé.

Pour que les différentes actions que vous menez pour perdre et/ou maintenir votre poids soient applicables et efficientes sur le long terme, il est nécessaire d'identifier puis de lutter contre les frustrations. Car ce sont ces dernières qui entrainent généralement l'arrêt des mesures adoptées. Je ne dois pas m'imposer un emploi du temps de sportif de haut niveau que je ne serais pas en mesure de tenir plus de quelques jours. Les challenges peuvent exister, mais ils doivent être adaptés et progressifs. Vous devez vous dire que chaque effort que vous faites/ferez, comptent, et que progressivement vous devez aller vers les recommandations de l'organisation mondiale de la santé, notamment en ce qui concerne l'activité physique qui n'est pas nécessairement sportive. Il en va de même pour l'hygiène alimentaire, une alimentation trop stricte sera vectrice de nombreuses frustrations. L'idée sera plutôt d'apporter des changements progressifs en mangeant de tout, mais en jouant sur la quantité et la qualité. En développant la pleine conscience alimentaire on pourra notamment apprendre à « prendre plaisir » en consommant des aliments sains et à votre goût comme les fruits et légumes de saison que l'on peut apprécier « au naturel ».

8. Importance du soutien

8.1. Rôle des professionnels de santé

Comme préalablement évoqué, et en fonction de son profil, la recherche de perte de poids pourra ou devra être accompagnée par des professionnels de santé, notamment pour les personnes en situation d'obésité.

Le médecin généraliste doit être un interlocuteur privilégié, que nous vous recommandons très fortement de consulter, avant et pendant la mise en place de votre projet de perte de poids. Il pourra vous aider à fixer des objectifs réalistes, faire des bilans de santé, un suivi longitudinal et vous orientera si nécessaire en direction d'autres professionnels de santé (e.g., spécialiste de l'obésité, endocrinologue, diabétologue, diététicien, psychologique, kinésithérapeute, professeur d'APA, travailleurs sociaux, psychomotricien…). Il pourra faire des prescriptions, réalisées avec d'autres professionnels de santé ou d'activité physique, prises en charges par l'assurance maladie et/ou les mutuelles.

Il pourra être intéressant de consulter un diététicien, afin de bénéficier d'un bilan diététique personnalisé. Ce bilan permet en général de réaliser une évaluation fine des habitudes de vies afin d'améliorer et rééquilibrer l'alimentation propre à chaque individu. Un accompagnement diététique sera alors mis en place afin d'infléchir la courbe de corpulence, de perdre du poids et stabiliser ce dernier. Le diététicien pourra aider une personne à adopter durablement une alimentation en phase avec les besoins de santé. Comme dans cet ouvrage, il formulera des recommandations visant à améliorer la qualité des repas et maintenir le changement des habitudes de vies ; et les objectifs de perte de poids seront personnalisés. Enfin, comme pour le psychologue que nous allons à présent évoquer, il pourra intervenir dans la prise en charge de la composante émotionnelle de l'alimentation.

L'orientation vers un psychologue peut être proposée par le médecin généraliste ou spécialiste, lorsque ce dernier décèlera des signes de dysfonctionnement ou de détresse psychologique. Vous pourriez également ressentir le besoin de rencontrer un psychologue. Ce dernier peut offrir un espace de parole et pourra établir une relation de confiance, d'écoute permettant d'affronter certaines difficultés rencontrées, notamment celles en lien avec le surpoids. Il va repérer les signes de souffrance psychique, de mal-être, de stigmatisation voire de violences subies. Il pourra également déceler les perturbations et/ou troubles des conduites alimentaires tout en tenant compte du parcours et contexte de vie de la personne. Le bilan psychologique qui sera réalisé, peut représenter un des éléments important de l'évaluation multifactorielle d'une situation de surcharge pondérale d'un individu, utile quand il s'agira de mettre en place un programme individualisé de perte de poids.

Dans certains cas, notamment pour des personnes obèses, récemment hospitalisées ou ayant des pathologies particulières, les médecins pourront demander de faire une évaluation ou un bilan initial par un kinésithérapeute qui mettra en place un programme de rééducation ou de réadaptation motrice. Le kiné dispensera ensuite, sur prescription médicale, une activité physique adaptée permettant d'augmenter les capacités fonctionnelles et gérer les douleurs ou peurs afin d'amener progressivement un patient à être en mesure d'avoir une activité physique adaptée régulière.

A la suite de la prise en charge par le kiné, le professeur ou enseignant en Activités Physiques Adaptées (APAs), évaluera les besoins en activité d'une personne et va co-construire avec cette dernière un projet d'activité physique régulière en adéquation avec ses attentes, ses besoins et ses capacités. La dispense d'APAs pourra se faire sur prescription médicale. Le professeur d'APAs pourra aider la personne à débuter, reprendre ou poursuivre une activité physique, à trouver du plaisir et du bien-être dans une pratique sécurisante et progressive pour tendre vers une pratique régulière et autonome. Sa connaissance du réseau associatif et/ou sportif local permettra d'orienter les individus vers des structures locales appropriées.

Enfin, certaines situations pourront également nécessiter l'orientation vers un travailleur social. En effet, les services sociaux peuvent jouer un rôle dans l'évaluation des difficultés économiques, sociales, ou de toute forme de vulnérabilités en faisant un diagnostic social et en cas de besoin en mettant en place un plan d'accompagnement personnalisé.

Il existe en France des médecins spécialistes et des centres de l'obésité qui vont assurer la prise en charge, généralement pluridisciplinaire, des personnes ayant une obésité sévère ou compliquée. En complément du médecin généraliste, ils créent des liens entre les différents acteurs de la prise en charge que nous avons évoqué dans cette partie afin de faciliter les interactions avec les professionnels et favoriser la prise en charge des patients, tout en conseillant leurs proches.

8.2. Importance du soutien personnel

Comme nous venons de le voir, bénéficier d'un réseau de professionnel constituant un soutien externe, peut aider à la prise en charge de la surcharge pondérale chez certains patients, mais cette prise en charge ne concerne généralement que les personnes en situation d'obésité sévère et/ou dans le cadre pré/post opératoire comme par exemple lors d'une chirurgie bariatrique. Mais il nous semble également important de bénéficier d'un soutien dit interne ou personnel de la part des proches, de la famille et/ou du partenaire.

Pour tout le monde, nous recommandons le développement d'un réseau de soutien personnel, que l'on retrouvera au sein du cercle familial et/ou de l'environnement proche. En effet, ce soutien personnel joue un rôle important dans la réussite de l'atteinte de l'objectif de perte de poids. Que ce soit au sein du domicile (partenaires, enfants ou parents), du cercle familiale élargi ou des amis, il est important que l'environnement soit favorable et en adéquation avec vos stratégies / programmes de perte de poids. Les bienfaits des modifications des habitudes alimentaires et l'augmentation de l'activité physique peuvent être bénéfiques pour l'ensemble de la famille (voir figure 8.2).

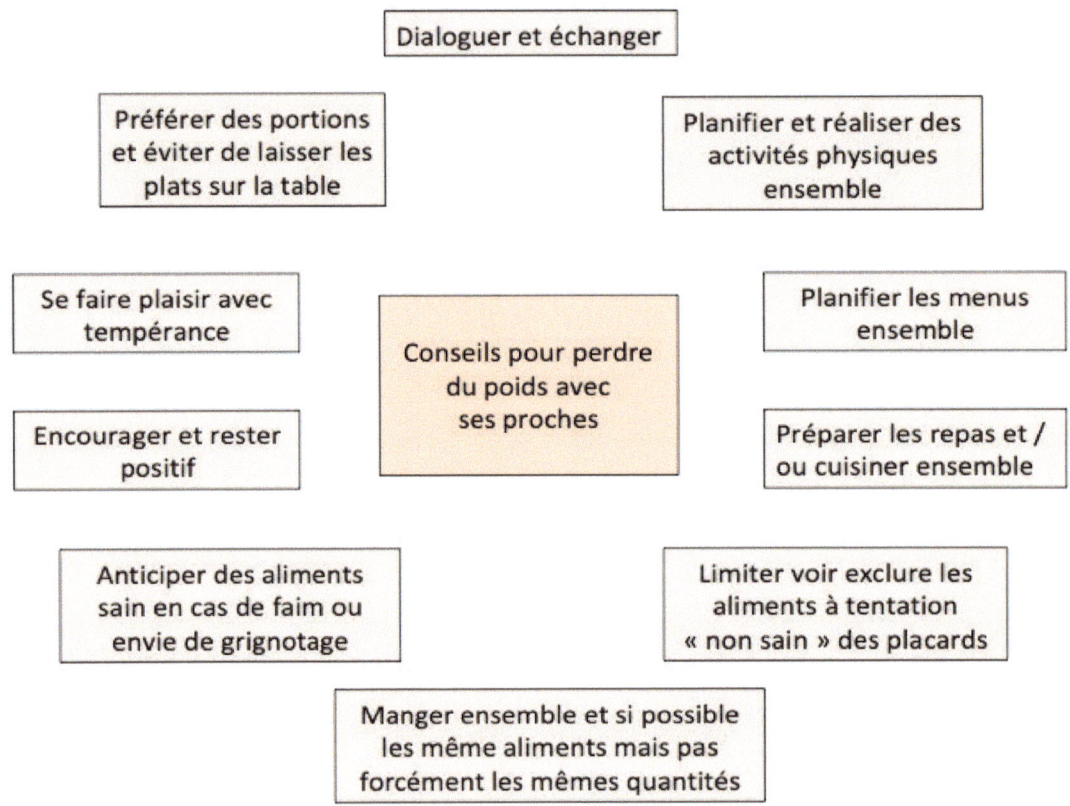

Figure 8.2. Quelques conseils pour perdre du poids avec son entourage

Il sera important d'essayer d'impliquer vos proches et les inviter à partager les mêmes repas ou régime alimentaire (en tenant compte des spécificités de chacune des personnes concernées : âge, sexe, activité physique, goûts...) afin de bénéficier de ce que l'on appelle « l'effet halo » bénéfique ou effet contagieux permettant une amélioration des habitudes alimentaires au sein du foyer, de la famille proche et/ou du conjoint. Parlez-en avec eux, communiquez avec vos enfants, parents, partenaire, mais ne les forcez pas à essayer de perdre du poids s'ils ne le souhaitent pas. Associez-les à la programmation de vos activités physiques. En effet, pour impliquer vos proches sans les contraindre ni les étouffer, nous nous recommandons d'établir collectivement les stratégies à mettre en place, les points de vigilance, les changements apportés à vos habitudes de vie, la programmation des séances « de sport » et d'activités de loisir afin de favoriser l'adhésion de ces derniers et augmenter vos chances de perte de poids tout en améliorant la santé et le bien-être de tous.

Il est important que vos proches fassent preuve d'acceptation et de compréhension concernant votre volonté de perte de poids et de changements de vos habitudes de vie. En effet, il a été montré que les critiques négatives familiales ou émanant des proches, vis à vis d'une personne obèse ou en surpoids, sont contre-productives et peuvent même engendrer une prise de poids additionnelle. Les commentaires négatifs, les jugements, les moqueries, les pressions ou les stigmatisations inutiles (notamment dans certaines situations comme les fêtes, apéritifs etc.) doivent donc être proscrits. La famille devrait plutôt avoir une attitude empathique, positive, compréhensive et encourageante afin d'apporter son soutien à la personne qui souhaite perdre du poids afin de lui permettre de se sentir mieux dans sa peau.

Ainsi, nous allons également vous recommander de manger ensemble, en famille et/ou avec vos proches. Le repas doit être un vrai moment d'échange, de partage, de communication. Prévoyez vos prochaines sorties, promenades, activités sportives. Parlez de sujets variés et divers, mais ne focalisez pas toutes les discussions sur la perte de poids, les régimes etc. Essayez des sujets comme des idées de voyages à faire, les films préférés ou à voir au ciné, les lieux à visiter proches de chez soi, les livres à lire ou lus, la météo, l'actualité, les concerts à venir, les compétitions sportives en cours ou à venir, pourquoi pas faire un concours de blagues, …

9. Développer des habitudes durables et réalisables

9.1. Construire des habitudes « saines » à long terme

Comme nous l'avons évoqué à plusieurs reprises, c'est dans la construction d'habitudes durables que se trouve la réussite de votre objectif de perte de poids. Une des clés pour maigrir puis stabiliser son « poids de forme », est la planification qui permettra de structurer nos habitudes. Cette planification doit à la fois porter sur :

- les repas qui doivent être équilibrés, si possible « faits maisons » afin de s'assurer de leur qualité nutritionnelle et placés à horaires réguliers (c'est à dire quasiment à la même heure tous les jours),
- le sommeil qui doit être de bonne qualité, d'assez longue durée (au moins 7 heures) et également être réalisé à des horaires réguliers,
- l'activité physique qui doit atteindre les recommandations de l'OMS (pour rappel au moins 30 minutes d'activités 5 fois par semaine) tout en étant réalisée régulièrement, tout au long de l'année, afin de bénéficier des effets bénéfiques sur la santé, le bien-être et également le métabolisme de base qui pourra ainsi être maintenu à un niveau élevé. Par exemple, tous les lundi soir je vais nager à la piscine municipale, les mercredi matins, je vais me promener (en marchant assez vite) au parc, le samedi matin je vais faire 15 km en vélo et le dimanche matin, avant d'aller au marcher je fais 15-20 minutes de renforcement musculaire à la maison.

L'habitude peut être considérée comme un comportement qui sera répété de façon récurrente. Par exemple, la consistance du petit déjeuner devra faire partie des habitudes à développer si ce n'est pas déjà le cas. Comme indiqué en annexe, nous vous recommanderons de consommer un petit déjeuner complet, comprenant une boisson (e.g., thé, café), un produit laitier, un aliment complet (pain ou céréales), un fruit (ou jus de fruits frais) et éventuellement un œuf ou une tranche de blanc de volaille. Evitez de débuter votre journée sans avoir consommé assez d'aliments, ou en ayant juste avalé un thé ou un café, car vous risquerez fortement d'avoir une fringale ou un « coup de barre » avant la pause déjeuner.

Les habitudes permettent donc de structurer notre quotidien et sont en interrelations. Par exemple, il est recommandé d'éviter de manger trop copieusement le soir. En effet, il sera plus difficile de s'endormir après un repas riche en calories qu'après un repas équilibré. En effet, la digestion d'une grande quantité d'aliments sera d'autant plus longue que ces derniers seront riches en lipides, et cela nuira à votre endormissement : vous vous sentirez ballonnés, lourds, gonflés... De plus, évitez la consommation trop importante d'alcool. Même si ce dernier à un effet sédatif qui pourrait favoriser l'endormissement, l'alcool est aussi souvent associé à une diminution du temps et de la qualité du sommeil. En effet, il augmente généralement le nombre des réveils nocturnes et entraine des difficultés de ré-endormissement, ce qui peut dérégler l'horloge biologique et favoriser la fatigue ainsi que la prise de poids. Evitez donc les digestifs, qui n'ont aucun effet facilitateur sur la digestion contrairement à ce que leur appellation laisserait à penser...

Enfin, comme nous l'avons évoqué, le soir il est important de manger équilibré et non « très ou trop léger ». Comme indiqué en annexe, le repas du soir doit être complet. Il pourra comporter une portion de légumes, mais également une portion de féculents si possible complets, une portion de protéines (volaille, viande blanche, poisson, œufs ou de protéines végétales). Par contre nous recommandons de limiter la consommation de viande rouge, charcuterie et/ou de plats en sauces qui peuvent impacter la digestion. Ensuite, votre repas du soir pourra comporter un dessert (e.g., un carré de chocolat noir ou des pruneaux) ou un produit laitier comme un morceau de fromage. Mais manger uniquement une salade ou un petit bol de soupe de légumes risque d'entrainer des réveils nocturnes et des fringales. L'apport énergétique doit donc être suffisant quel que soit le repas ; votre métabolisme de base vous permettra de « brûler ces calories ingérées », notamment pendant votre sommeil.

Afin de maintenir un métabolisme de base élevé, il sera également recommandé de réaliser souvent et de façon régulière, des exercices « cardios » (longs et peu intenses) et également des exercices de renforcements musculaires comme ceux proposés en annexe. Vous pourrez vous aider de votre téléphone ou de votre montre, si vous disposez de modèles connectés mesurant l'activité physique, afin de quantifier votre activité journalière / hebdomadaire ainsi que le nombre de pas réalisés pour un meilleur suivi longitudinal et une meilleure auto-régulation. En effet, si vous constatez que vous n'avez pas beaucoup (assez) réalisé d'activité physique au cours des jours précédents, vous pourrez en programmer d'autres ou augmenter la durée de celles que vous allez faire les jours suivants. Par contre, évitez de réaliser des activités physiques et sportives trop tard le soir (après 20h), car ces dernières peuvent nuire à l'endormissement et à la durée du sommeil.

Pour résumer, nous vous suggérons donc d'essayer de suivre un rythme régulier d'heures de lever, de repas et de coucher car cela favorisera le bon fonctionnement des organes (en lien avec notre horloge biologique interne), le sommeil de qualité, la récupération ainsi que la perte de poids.

9.2. Maintenir la perte de poids sur le long terme

Une fois que l'on a atteint son poids de forme et/ou son objectif de perte de poids, il s'agira de ne pas reprendre les kilos perdus en rentrant dans la « spirale » de l'effet « yo-yo ». Dans un premier temps, vous devrez conserver les bonnes habitudes de vies (de sommeil, d'exercice physique et d'alimentation équilibrée : voir figure 9.2) que vous avez mises en place et que nous avons abordées dans la partie précédente. Vous devrez être à l'écoute de votre corps pour notamment arrêter de manger quand vous avez atteint la satiété : « dès que vous n'avez plus faim ». Continuez de prendre votre temps pour manger, tout en « entretenant votre capacité de pleine conscience » pendant les repas. Mangez suffisamment et à horaires réguliers pour évitez les fringales, et en cas de faim trop importante, utilisez uniquement les collations saines que vous continuerez d'avoir à disposition au travail et/ou à la maison.

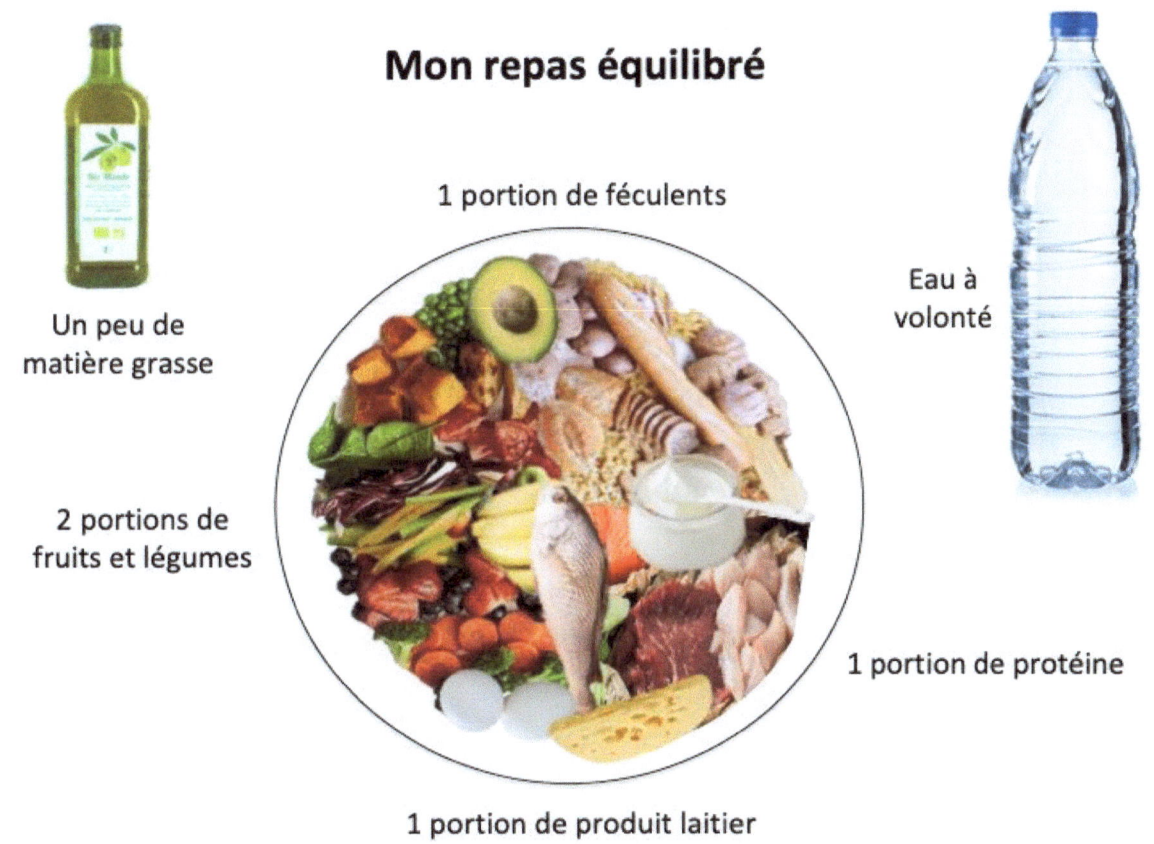

Figure 9.2. Composition des repas équilibrés

Comme nous l'avons évoqué, si un jour vous craquez, ce n'est pas grave. Ne vous blâmez pas et reprenez vos « bonnes » habitudes de vie, faites de l'exercice. Organisez vous pour éviter de tomber dans certains pièges comme les lieux qui donnent envie de consommer des produits riches et/ou sucrés (exemple les rayons confiseries ou gâteaux des supermarchés, les chocolateries, les glaciers, certaines boulangeries, ou traiteurs…).

Aliments conseillés	Aliments à éviter
Eau, thé, tisane, café Jus de fruit maison (1 verre/jour)	Sodas (même sans sucre), alcool Jus de fruit industriel
Légumes et fruits de saison	Raclette, tartiflette, fondue
Fruits à coque (non salés, non sucrés, non transformés)	Préparation à base de fruits à coque, salées, sucrées, grillées, transformées
Pain complet, aux céréales	Pain blanc
Gâteaux maison	Pâtisseries, gâteaux industriels
Protéines végétales, viandes blanches et rouges maigres, poisson, fruits de mer, Oeufs	Charcuterie et/ou viandes rouges grasses consommées plus d'1 fois par semaine ; Viandes transformées (saucisse, cordon bleu)
Huiles végétales (olive, noix, pépin de raisin, colza, lin, tournesol, sésame, soja)	Huiles de palme, de coco, de coprah ou industrielles
Sauces maisons	Sauces industrielles
Plats faits maison avec produits de saison	Plats préparés industriels (pizza, lasagne…)
Céréales complètes	Céréales raffinées / industrielles
Yaourt, fromage blanc	Crèmes desserts
Aliments cuits vapeur	Fritures plus d'une fois par semaine

Rappelez vous que l'on peut se faire plaisir de temps en temps, mais en petite quantité c'est à dire avec tempérance. Cependant, nous vous proposons une liste des aliments à privilégier et ceux à éviter (voir tableau 9.2).

Limitez vous à votre liste de course ou si vous pensez que vous risquez de craquer, demandez à un proche de faire vos achats, dans certains lieux de vente dans lesquels les tentations sont grandes.

En ce qui concerne l'activité physique, elle doit être régulière et poursuivie à long terme pour avoir et garder des effets bénéfiques sur votre santé, votre condition physique et également le maintien de votre perte de poids. Pour rappel, les effets bénéfiques de l'exercice et de la pratique physique régulière ne se maintiendront que tant que ces dernières se poursuivront. La pratique d'une activité physique d'intensité modérée permet généralement une bonne adhésion à long terme. Et pour qu'elle se poursuive, sur le long terme, il est recommandé qu'elle soit intégrée aux habitudes de vies, comme par exemple avec des pratiques régulières quasi institutionnalisées en club et en augmentant les déplacements quotidiens faits à pieds ou à vélo.

N'oublions pas que la marche est une excellente activité physique (on peut même la pratiquer en accélérant le pas avec des bâtons : comme pour la marche nordique). Il a été récemment montré que pour être en bonne santé, il était recommandé de réaliser 10 000 pas par jour (et entre 7000 et 10 000 à partir de 65 ans). Nous vous recommandons de tenir une fiche de suivi hebdomadaire (voir Tableau 9.3) sur votre agenda, votre ordinateur ou avec un logiciel spécifique.

Semaine n° :	Activités	Durées	Intensité	Ressenti	Temps de Sédentarité	Temps de sommeil
Lundi						
Mardi						
Mercredi						
Jeudi						
Vendredi						
Samedi						
Dimanche						
Total		......min ......min ......min	Intense Modérée Légère		…. h en moyenne /semaine	…. h en moyenne /semaine

Tableau 9.3. Fiche hebdomadaire de suivi de l'activité physique, de la sédentarité et du sommeil

10. Quelques réponses aux questions fréquentes

Que dois-je faire quand j'ai envie de manger entre les repas ?

Pour gérer les fringales, la faim entre les repas, nous vous recommandons par exemple de boire un verre d'eau, de lait ou de thé (vert) puis d'ingérer une collation riche en protéine et/ou en fibre. Vous pourrez par exemple choisir un fruit (si possible de saison) et un verre de lait écrémé ; des bâtonnets de légumes (céleri, concombre, carotte…) ou des feuilles (salade, endive…) que vous plongerez notamment dans du houmous, du guacamole ou du fromage faible en matière grasse. Vous pourrez également choisir un yaourt à la grec nature accompagné de fruits (rouges par exemple) ou de noix ; porter votre choix sur une tranche de pain complet accompagnée de saumon ou de chocolat noir à plus de 70% de cacao ; ou alors préférer un smoothie protéiné (réalisé avec un yaourt grec ou du lait écrémé avec des morceaux de fruits, graines de chia…). Si la faim entre les repas revient régulièrement, vous devrez veiller également à ce que vos repas principaux soient (mieux) équilibrés pour éviter les baisses d'énergie (« coup de barre) ou les fringales. Mais n'oubliez pas que même si les collations sont autorisées, elles ne doivent pas être trop riches en lipides ou glucides (on évitera donc les chips, bonbons, gâteaux industriels ou barres chocolatées), ni systématiques.

Peux-ton perdre du poids à tout âge ?

Oui, la perte de poids est possible à tous les âges, cependant il est nécessaire de prendre en compte certains éléments. Le premier concerne le métabolisme de base qui va ralentir avec l'âge et donc les apports énergétiques journaliers recommandés diminueront de 10 à 20% chez les personnes âgées. Chez ces derniers, il sera donc nécessaire de diminuer les apports et d'augmenter les dépenses, c'est à dire la quantité de pratique des activités physiques hebdomadaires. De plus, et pour rappel, les besoins nutritionnels évoluent avec l'âge, ce qui nécessitera une adaptation des régimes alimentaires. Perdre du poids prendra donc plus de temps au fur et à mesure que l'on vieillit, et donc les objectifs devront évoluer pour être réalistes et atteignables à longs termes.

Est-ce que courir, marcher ou faire de l'activité physique avec un coupe vent permet de perdre plus vite, ou plus de poids ?

Il est fréquent de voir des personnes se couvrir énormément, même quand il fait chaud, en portant notamment des vêtements de type coupe vent (kway) en pensant que « ça fait perdre plus de poids ». Mais cette stratégie est totalement inadaptée, inutile voire dangereuse. En effet, certes vous allez perdre de la masse corporelle mais ce sera essentiellement de l'eau (et du sel) de par une transpiration (perte de sueur) augmentée. En effet, la sudation est un des principal mécanisme de thermorégulation qui sert à maintenir la température centrale du corps dans des limites acceptables (en dessous de 39.5 degrés Celsius). Ce poids perdu pendant l'exercice, sera récupéré aussi tôt après l'effort lors de la réhydratation post-exercice quand vous allez par exemple boire de l'eau. Transpirer n'a « jamais fait fondre les graisses ». Par contre, être très déshydraté peut être dangereux pour la santé, notamment quand il fait chaud. Pour maigrir, il sera plutôt recommandé de courir, nager ou faire du vélo, à intensité modérée, plus longtemps (45 minutes minimum) et plus régulièrement.

La musculation fait-elle plus grossir que maigrir ?

Beaucoup de personne associent la « musculation » à une prise de masse et de muscle et donc à un gain de poids. Cependant, il est important de savoir que les exercices de renforcement musculaire et le développement de la musculature du corps ont comme conséquence une augmentation du métabolisme de base qui va favoriser la perte de poids et notamment du pourcentage de masse adipeuse (graisse) à long terme. Il est possible qu'avec la réalisation régulière d'exercices de musculation, la perte de poids sur la balance soit limitée (car les muscles sont plus lourds que la graisse), par contre la silhouette va s'affiner et la personne se sentira plus en forme. Nous vous recommandons donc d'intégrer des exercices de renforcement musculaire dans vos séances d'activités physiques, comme ceux proposés en annexe.

Quand débuter son régime ?

La réponse est : dès maintenant. Par contre, certains facteurs comme votre degré de motivation, les circonstances personnelles, votre disposition à changer vos habitudes de vie, à augmenter votre activité physique, la fixation d'objectifs réalistes et la gestion de votre stress ou de vos émotions peuvent fortement influencer l'atteinte de vos objectifs de perte de poids et votre capacité à vous engager dans des changements durables. Plus vous attendrez, plus il sera difficile de faire le premier pas. Nous vous conseillons de commencer avec de petits changements progressifs, puis de mettre en place une stratégie réaliste, saine et équilibrée qui pourra être maintenue à long terme.

Peut-on faire un régime à plusieurs ?

Il est tout à fait possible de débuter un régime à plusieurs. Cela peut représenter des avantages mais également des inconvénients, car n'oublions pas que les stratégies mises en place doivent être individualisées. Le fait d'être à 2 ou en groupe peut permettre de bénéficier d'un soutien mutuel, de partager ses sentiments, ses émotions et de bénéficier d'encouragements mutuels. Par exemple, la pratique d'une activité physique à plusieurs augmentera l'adhérence et la persévérance. Si l'une des personnes du groupe est un jour moins motivée, les autres pourront la convaincre et l'inciter à pratiquer. Les échanges de recettes seront également possibles. Par contre, comme évoqué précédemment, il sera nécessaire de faire preuve de flexibilité en s'adaptant aux préférences, objectifs, besoins et capacités individuelles. En effet, les différences de réussite, de vitesse d'atteinte des objectifs ou les échecs peuvent avoir des conséquences sur la motivation, les affects, les frustrations et les sentiments de confiance ou de culpabilité au sein d'un groupe.

Combien de poids peut-on perdre par semaine ?

Comme nous l'avons évoqué précédemment, une perte de poids trop rapide et trop conséquente peut entraîner des risques pour la santé, peut diminuer la masse musculaire et le métabolisme de base, et également entrainer des dérèglements hormonaux et des carences nutritionnelles. Nous vous suggérons d'avoir comme objectif de perdre entre 500 grammes et 1 kilogramme par semaine, notamment en diminuant votre apport énergétique et en augmentant votre activité physique. Cet objectif de poids réaliste permet de tenir compte des plateaux et fluctuations de poids qui sont fréquemment constatés ; et avoir une planification et des objectifs à long terme sera préconisé.

Est-il conseillé de faire des jeûnes intermittents ?

Le jeûne intermittent est une pratique devenue populaire qui consiste à alterner des périodes dans lesquelles aucun aliment solide n'est consommé, pendant une durée restreinte, avec des périodes d'alimentation. Il est très important de souligner que cette pratique alimentaire n'est pas recommandée chez les femmes enceintes ou les enfants, et que nous conseillons fortement de consulter un professionnel de santé avec de commencer tout jeûne, si vous avez des problèmes de santé (e.g., diabète de type 1), des troubles des conduites alimentaires (e.g., anorexie) ou que vous prenez des traitements médicaux. De plus, il est nécessaire de savoir que les effets bénéfices du jeûne ne sont pas aussi importants que ce que l'on pourrait penser et pas supérieurs à ceux liés à une baisse des apports alimentaires énergétiques journaliers (d'environ 500 kilocalories comme habituellement recommandé) quand il sera recherché une perte de poids. Le jeûne n'est pas recommandé par les autorités sanitaires et médicales en France. Si vous choisissez de quand même tester cette pratique, il sera nécessaire de régulièrement vous hydrater avec de l'eau (principalement), du thé ou du café. De plus, pendant les repas, vous devrez veiller à conserver une alimentation équilibrée et adaptée à vos besoins. Enfin, pour éviter les pertes de masse musculaire, il sera nécessaire de conserver une activité physique régulière (en dehors des périodes de jeûnes). Par contre, le jeûne intermittent peut comporter certains risques ou effets négatifs comme engendrer des maux de tête ou des constipations, augmenter la fatigue et la sensation de faim, entrainer une perte de la masse musculaire et interférer avec la vie sociale.

Est-ce que je dois être fâché avec moi-même quand je fais un écart ?

Perdre du poids n'est pas une tâche facile, c'est pourquoi vous devez être bienveillant avec vous même. Certains psychologues recommandent de « se parler comme à un ami », en pratiquant l'auto-compassion plutôt que l'auto-critique. Ainsi, lorsque que vous ressentirez l'envie de vous critiquer négativement concernant votre comportement alimentaire, restez positif et gentil avec vous-même, et planifiez plutôt des actions comme de l'activité physique supplémentaire permettant de rééquilibrer votre balance énergétique et vous déculpabiliser.

Faut-il éviter de manger des œufs quand on souhaite maigrir ?

Riche en cholestérol, l'œuf a souvent été pointé du doigt comme aliment à risque pour la santé et qu'il faudrait éviter de consommer pour perdre du poids. Mais il serait vraiment dommage de s'en priver car il y a très peu de calories dans un œuf et c'est un aliment qui a de très nombreuses qualités. En effet, il est riche en protéine, en vitamine B, en minéraux et oligoéléments (fer, iode, phosphore), en antioxydant (caroténoide) et pauvre en glucide. De plus il n'est pas cher et on en trouve partout, mais si possible consommez des œufs bios ou d'élevages en plein air dans lesquels l'alimentation des poules est souvent enrichie en graine de lin qui permettent aux œufs de s'enrichir en omégas 3. C'est donc un aliment qui peut aider à perdre du poids, de par ses qualités nutritionnelles mais également car il a un effet de satiété. Même si le jaune d'œuf contient des lipides et a une teneur élevée en cholestérol (un peu plus de 200 mg par œuf), les personnes en bonne santé pourront consommer jusqu'à 2 œufs par jour dont notamment les jeunes, les adolescents et les personnes âgées qui ont des besoins importants en protéines. Par contre, si vous avez des soucis de régulation de votre taux de cholestérol et des problèmes de santé notamment de diabète et/ou de maladies cardiovasculaires, votre consommation devra être contrôlée et nous vous conseillons d'en parler avec votre médecin afin d'avoir des indications adaptées et personnalisées.

Qu'entend-ton par produit ultra-transformé ?

Un aliment ultra-transformé est un produit industriel dans lequel on va retrouver dans sa composition des additifs alimentaires, des colorants, des conservateurs, des émulsifiants... Ainsi ces produits ont subi de très nombreuses transformations physiques, chimiques ou biologiques qui vont altérer leurs qualités en vitamines, minéraux, fibres ou antioxydants. De très nombreux produits vont rentrer dans cette catégorie : les plats préparés en sauce, les boissons de type sodas ou préparations énergisantes, les nuggets, bâtons de surimi, cordons bleus, purées en flocon, soupes déshydratés, pizzas, viennoiseries, pains ou brioches industriels, tous les produits avec édulcorants ou arômes artificiels, les gâteaux et confiseries industriels, chips assaisonnées et gâteaux apéritifs industriels. Ces produits sont souvent riches en graisses (lipides non-essentiels), sel, sucres et conservateurs. Il est vrai que ces produits peuvent dépanner, mais dans la mesure du possible préférez le « fait maison ».

La surcharge pondérale est-elle uniquement liée à une mauvaise hygiène alimentaire et un manque d'activité physique ?

Intuitivement on pourrait penser que l'obésité ou la surcharge pondérale seraient uniquement liées à de mauvaises habitudes alimentaires et un manque d'exercice physique. D'ailleurs, la plupart des programmes minceurs se focalisent sur ces deux facteurs. Cependant, il existe de nombreux autres facteurs qu'il est important de considérer et qui peuvent entrer dans « l'équation de la prise de poids » comme le stress, les perturbations du sommeil, les dérèglements hormonaux, certaines pathologies, certains traitements médicaux…). C'est pour cela qu'il est important de bien cerner et prendre en compte l'ensemble des facteurs (d'où l'intérêt de consulter des professionnels de santé) afin d'élaborer un programme et des stratégies personnalisées.

Que manger en cas de faim (en dehors des repas) ?

Pour différentes raisons, il peut nous arriver d'avoir envie de manger ou de grignoter. Il faudra éviter d'avoir à proximité immédiate (au bureau ou chez soi) des aliments peu sains (confiseries, gâteaux apéritifs, chips, barres chocolatées…) que nous serions tenté de consommer, mais plutôt anticiper des aliments plus équilibrés (quartier de fruits : pommes, orange, poire…, biscotte, galette de sarrazin, fruits secs : raisins ou abricots secs ; fruits à coques : amandes, noix). N'oubliez pas que la faim, entre les repas, est souvent liée à une alimentation non adaptée (en qualité et quantité) pendant ces derniers et qu'il faudra veiller à ce que le grignotage ne devienne pas une habitude.

Doit-on bannir les restaurants quand on souhaite perdre du poids ?

Bien évidemment la réponse est non !!! Il est tout à fait possible d'aller au restaurant. Maintenant, plusieurs choix s'offrent à vous. Bien entendu, nous allons vous recommander d'éviter les fast-foods, mais si c'est très occasionnel et que vous en avez vraiment envie, faites vous plaisir (mais avec tempérance : sans exagérer…). Ne prenez pas un menu entier mais juste un plat, une bouteille d'eau et évitez les desserts très (trop riches). Si vous commandez une salade, demandez à ce que l'assaisonnement soit apporté à part. Vous pourriez également vous accorder avec une des personnes avec laquelle vous mangez pour partager par exemple chacun la moitié de 2 plats (exemple 1 plat gourmand : 1 pizza et plat plus équilibré comme une salade que vous séparerez en deux). Evitez, si possible les restaurants dans lesquels on peut manger à volonté, car en règle générale, on a tendance à plus manger que de raison (satiété). Pour la garniture, préférez les cuissons vapeur ou au four que les aliments frits. Et comme indiqué précédemment, si vous craquez ce n'est pas grave, vous ferez un peu plus d'activité physique et mangerez plus léger les jours suivants… Et enfin pour rappel, ne vous forcez pas à terminer votre assiette, demandez un « doggy bag ».

11. Conclusion

Pour atteindre votre objectif de perte de poids, vous allez passer par une modification progressive mais durable de vos habitudes de vie qui représentera bien plus que le suivi d'un simple régime « miracle » entrainant carences nutritionnelles, frustrations et effets yoyos. Cet objectif est donc à concevoir dans la durée au travers d'une approche bienveillante, basée sur la prise en compte de vos émotions, sur l'écoute de votre corps mais aussi sur une démarche positive et pro-active de votre part dans laquelle vous allez vous encourager, vous motiver et vous soutenir. Vous allez devoir probablement réaliser certains rééquilibrages aux niveaux de votre alimentation (repas complets, plus équilibrés, à horaires réguliers, en limitant la consommations de certains aliments…), de vos activités physiques (en tentant d'en faire plus régulièrement et pendant 150 minutes par semaine avec un peu de renforcement musculaire), de vos déplacements (en essayant de vous déplacer plus souvent à pieds et/ou en vélo) et de votre rythme de vie (dont votre sommeil), mais le jeu en vaut la chandelle. Vous vous sentirez mieux, plus en forme et en meilleure santé. Et dites vous que chaque changement/effort que vous réaliserez, même minime et même s'il est en deçà des objectifs fixés ou recommandations de l'OMS, compte. Si vous avez l'impression de stagner voire de légèrement régresser, ce n'est pas grave et dites vous que ce n'est que transitoire et que vous allez y arriver. Faites le point et reprenez vos bonnes habitudes de vies en prenant en compte nos conseils et suggestions tout en vous rappelant le fonctionnement de la balance énergétique (entre les apports et les dépenses) et de votre métabolisme de base. Comme nous l'avons indiqué, il est conseillé de consulter votre médecin généraliste et si vous le pensez nécessaire, orientez vous vers des spécialistes qui pourraient vous accompagner de façon appropriée après des bilans individualisés. En attendant, faites vous plaisir avec des aliments sains et de saison, mangez équilibré « un peu de tout et beaucoup de rien » en vous autorisant de « petits plaisirs gourmands occasionnels », pratiquez la pleine conscience ainsi qu'un peu d'activité physique, et surtout n'oubliez pas de croquer la vie à pleine dent.

Références et sitographie

Différentes sources ont été utilisées dans la rédaction de cet ouvrage dont :

ANSES Actualisation des repères du PNNS : étude des relations entre consommation de groupes d'aliments et risque de maladies chroniques non transmissible (2016)

ANSES https://www.anses.fr/fr/content/eau-de-boisson-bonnes-pratiques-de-consommation

ANSES https://www.anses.fr/fr/content/l'anses-actualise-les-repères-de-consommations-alimentaires-pour-la-population-française

Dossier Pédagogique : Recommandations sur l'alimentation, l'activité & la sédentarité pour les adultes (2019)

Étude sur l'adéquation aux nouveaux repères de consommations alimentaires du Programme National Nutrition Santé -4 des adultes âgés de 18 à 54 ans vivant en France (Etude ESTEBAN)

Haute Autorité de la Santé • Surpoids et obésité de l'adulte – Fiches • janvier 2023 mise à jour février 2024

https://www.icm.unicancer.fr/fr/linstitut-du-cancer-de-montpellier/la-prevention/conseils-prevention/conseils-prevention-sur

Programme National Nutrition Santé. Site mangerbouger.fr – Bien manger – Les 9 repères.

Programme National Nutrition Santé (PPNS 4). 2019-2023.

Organisation Mondiale de la Santé https://www.who.int/fr/news-room/fact-sheets/detail/physical-activity

Organisation mondiale de la santé. Stratégie mondiale pour l'alimentation, l'exercice physique et la santé. Genève: OMS; 2004.

Organisation mondiale de la santé, Bureau régional de l'Europe. Stratégie sur l'activité physique pour la région européenne de l'OMS 2016-2025. Comité régional de l'Europe

Physical Activity Guidelines Advisory Committee. 2018 Physical activity guidelines advisory committee scientific report. Washington (DC): U.S. Department of Health and Human Services; 2018.

SANTÉ PUBLIQUE FRANCE / Synthèse pour les professionnels des recommandations de l'Anses de février 2016 sur l'activité physique et la sédentarité. Actualisation des repères du PNNS (2017)

https://sante.gouv.fr/systeme-de-sante/strategie-nationale-de-sante/priorite-prevention-rester-en-bonne-sante-tout-au-long-de-sa-vie-11031/priorite-prevention-les-mesures-phares-detaillees/article/la-sante-par-l-alimentation

World Health Organization. Global action plan on physical activity 2018–2030: more active people for a healthier world. Geneva: WHO; 2018

Annexes

I. Composition des repas et ingestion de liquides :

Au réveil
- Un verre d'eau, puis à volonté de l'eau entre, avant, pendant les repas

Petit déjeuner copieux, équilibré et complet
- Thé, café (avec peu ou si possible pas de sucre)
- 1 produit laitier (bol de lait demi-écrémé ou yaourt ou fromage blanc ou fromage)
- 1 portion de pain complet (+ une noix de beurre ou de confiture) ou 1 portion de céréales peu ou pas sucrés
- 1 portion de fruit ou 1 jus de fruit fait maison sans sucre ajouté
- Possibilité d'ajouter 1 œuf ou 1 tranche de blanc de poulet/dinde
- 1 poignée de fruits à coques non salés (noix, noisette, amande, pistaches…)

Déjeuner ou diner
- 1 portion de légumes (e.g., salades ou légumes secs ou légumes cuits ou pomme de terre, à la vapeur, au four…) de saison quand c'est possible
- 1 portion de féculents si possible complets (e.g., riz, pâtes, semoule, pain)
- 1 portion de protéines volaille, viande blanche (si rouge max 4 fois/sem.), poisson (2 fois/ sem. et si possible poisson gras), œufs ou protéines végétales (e.g., tofu, tempeh, seitan…)
- 1 fruit (frais ou cuit) si possible de saison
- 1 produit laitier le midi ou le soir
- un peu de matières grasses (huiles végétales : olive, colza, noix…), limiter fortement la charcuterie (< 150g/sem.)
- Boisson de l'eau

Collation
En cas de faim : 1 fruit ou 1 produit laitier ou 1 tranche de pain complet/barre de céréale

II. Exercices de renforcement musculaire à réaliser chez soi avec évolution du niveau de difficulté

	Facile	Moyen	Difficile	Très difficile
Squat ou flexion /extension de jambe (sollicite les muscles quadriceps et ischios)	Debout devant une chaise ou le canapé, pieds légèrement ouverts (en position aiguille à 10h10 sur une montre), fléchissez les jambes jusqu'en position assise et remontez sans tendre totalement les jambes, recommencez autant que le nombre de répétition indiqué	Idem que les squats faciles, mais sans la chaise, fléchissez vos jambes à 90° (angle droit) maximum, puis remontez sans tendre les jambes	Idem que squat moyen, mais vous allez freiner la descente et attendre 2 secondes en position basse (90°) avant de remonter sans tendre vos jambes	Idem que squat difficile mais vous allez sauter en remontant de façon explosive, la réception se fera sur la pointe des pieds et la descente sera ralentie. Variante : squat statique contre un mûr, jambe à 90° maintenez la position pendant 3 min. minimum.
Pompes (sollicite les muscles pectoraux)	Réalisez les pompes à genou, corps bien droit attention au menton à la descente. Vos mains sont posées au sol un peu plus écartées que largeur d'épaule. Enchaînez autant que le nombre de répétition indiqué	Faites les pompes jambes tendues, mais poser le corps au sol entre chaque répétition	Réalisez les pompes jambes tendues, corps bien droit et sans poser le corps au sol. 3 positions de mains au sol possibles : mains rapprochées, mains largeur épaule ou 1 fois et demi la largeur d'épaule	Réalisez les pompes claquées. Les mains peuvent se toucher devant ou derrière le dos. Variante : réalisez les pompes sautées (bras et jambes décollent du sol).

Dips ou flexion / extension des bras (sollicite les muscles pectoraux et triceps)	Dos à une petite marche, posez vos mains largeur épaule, placez vos jambes légèrement fléchies, le dos droit, et descendez lentement votre corps avec vos bras jusqu'à toucher le sol, recommencez autant que le nombre de répétition indiqué	Dos à une chaise, ou un banc, posez vos mains largeur épaule, mettez vos jambes à 90°, dos droit, descendez lentement le corps et remontez	Idem que Dips niveau moyen mais surélevez vos jambes sur une caisse ou une boite.	Idem que Dips niveau difficile mais placez vos mains entre 2 chaises et jambes sur une autre chaise ou une caisse. Descendez lentement en contrôlant le mouvement

Gainage (sollicite les muscles du dos et les abdos)	Allongez vous sur le ventre, coude au sol largeur épaule, sur les genoux (comme position de pompe à genou) gardez le corps bien tendu, bien droit et maintenez la position entre 20 et 30 secondes	Coude au sol, pieds en position de pompe normale, restez tendu, le corps bien droit, maintenez la position entre 20 et 30 secondes	Coude au sol, pieds en position de pompe normale, restez tendu, le corps bien droit, maintenez la position entre 1 min 30 et 3 minutes	Coude au sol, pieds et mains en position de pompe normale, restez tendu, le corps bien droit, amenez alternativement vos genoux droit puis gauche au niveau de la poitrine, pendant au moins 2 minutes

Extension des mollets (sollicite les muscles des mollets)	Debout, bien droit, pieds parallèles. Montez sur la pointe des pieds puis redescendez doucement en contractant le ventre (muscles des abdominaux), recommencez autant que le nombre de répétition indiqué	Debout, bien droit, pieds parallèles. Mettez vous sur une jambe, montez sur la pointe des pieds puis redescendez doucement. Changez de pieds à la fin de la série. Vous pouvez tenir un mûr pour conserver l'équilibre	Debout, bien droit, pieds parallèles sur une marche. Montez aussi haut que possible sur la pointe des pieds puis redescendez doucement en contractant vos abdominaux	Debout, bien droit, pieds parallèles sur une marche. Montez aussi haut que possible sur la pointe des pieds, gardez la position 10 secondes puis redescendez doucement en contractant vos abdominaux. Vous pouvez mettre du poids dans un sac à dos (ex bouteilles d'eau) et le porter pour augmenter la difficulté de l'exercice

III. Dix idées de préparations pour accompagner vos apéritifs (sucrés / salés)

1) Bâtonnets de légumes

Lavez, pelez et coupez vos carottes, courgettes, concombres, radis noir, ou courgettes en forme de bâtonnets. Vous pourrez également et en fonction de vos envies ajouter des champignons, chou fleur ou brocoli cru etc.

Pour accompagner vos bâtonnets, vous pouvez préparer une sauce maison légère à base de yaourt (ou fromage blanc). Pour cela, dans un bol mélangez 1 cuillère à soupe de moutarde, 2 cuillères d'huile d'olive et remuez avec vigueur avec un fouet. Incorporez un yaourt nature et continuez de remuer, salez et poivrez. Ensuite et en fonction de vos préférences et goûts, ajoutez du persil et/ou de la ciboulette, de l'ail ou de l'échalote, du piment ou des épices.

2) Brochettes de végétaux crus

Façonnez des brochettes avec des morceaux de légumes et/ou de fruits (tomate cerise, melon, radis, olive, concombre, courgette, poivron, raisin, pomme, poire, ananas, banane, kiwi), coupés en dés, que vous allez enfiler sur un pic à brochette. Vous aurez la possibilité d'ajouter des feuilles de menthe ou de basilic et pourquoi pas des morceaux de mozzarella ou de blanc de poulet/dinde afin de varier les saveurs et améliorer l'aspect visuel.

3) Toast à base de tomate et d'ail

Coupez une tomate en petits dés, ajoutez un filet d'huile d'olive, du persil, de l'ail finement coupé, un demi citron, sel et poivre, laisser reposer un peu au réfrigérateur et avec une petite cuillère disposez la préparation sur des morceaux de pain complet grillés.

4) Toast à base de pois chiche et d'ail

Ouvrez une boite de pois chiche, rincez abondamment, puis placez le contenu dans le bol du mixeur avec 4-5 gousses d'ail, un bon filet d'huile d'olive, un peu de piment/arissa si vous souhaitez relever le plat, un demi citron jaune ou 1 citron vert, sel et poivre. Mixez jusqu'à obtention d'une pâte lisse. Réservez au frigo et tartinez vos toasts de pain (complet ou au céréale) grillés.

5) Remplacez le pain des toasts par des légumes ou fruits :

Exemples de préparation :

- poire + morceau de fromage (bleu ou roquefort),
- concombre (ou courgette) + fromage frais + saumon fumé (ajoutes un filet de citron sur le saumon
- courgette + fromage ail et fines herbes
- quartiers de pomme (une fois coupée en quartier, ajoutez un jus de citron pour ne pas qu'elles s'oxydent), tartiner de fromage frais et ajoutez un morceau de noix, ou du poivre ou du piment d'Espelette
- Rondelles épaisses de radis noir que vous allez par exemple garnir de poisson fumé (saumon, truite, thazar, espadon) ou d'œufs de lumps, rillettes de poisson ou de carpaccio de Saint-Jacques (crues, coupées en fines tranches sur lesquels vous ajoutez un jus de citron et un peu de fleur de sel).

Vous pourrez également faire des toasts à base de pain ou de végétaux avec du guacamole, caviar d'aubergine, du tzatziki, tapenade... Il existe de nombreuses recettes, facilement accessible sur internet.

6) Vérine à base de salade

Dans un saladier, placez de la roquette ou de la salade ou un mélange de salades, puis ajoutez, des copeaux de parmesan et des raisins secs. Vous pourrez replacer les raisins par de la papaye ou des morceaux de figues séchées. Remplissez vos vérines avec la préparation et au dernier moment, assaisonnez avec une vinaigrette maison (3 volumes, par exemple 3 petites cuillères, d'huile d'olive pour 2 volumes de vinaigre balsamique, sel et poivre) ou une sauce yaourt citronnée.

7) Vérine à base d'agrumes

Epluchez et coupez en dés des agrumes (pamplemousse, orange voir clémentine ou mandarine). Placez dans un saladier. Ajoutez des morceaux de saumon fumé, ajoutez des brins d'aneth ou des feuilles de basilic, sel et poivre (à la demande ajoutez un peu de vinaigrette maison ou sauce à base de yaourt). Remuez délicatement puis remplissez vos vérines avec la préparation. Réservez au frigo, 20 à 30 minutes avant de servir.

8) Vérine : granité de melon

Nettoyez un melon et coupez le en morceau. Placez les morceaux dans un mixeur, ajoutez 5 glaçons et 10cl d'eau froide et un peu de safran si vous le désirez, puis mixez. Versez la préparation, onctueuse, dans les vérines et réservez au congélateur pendant 30 min max (conseil : mettez une alarme sur votre téléphone pour ne pas les oublier). Juste avant de servir vous pouvez décorer le dessus de la vérine avec une feuille de menthe. C'est très simple et très frais.

9) Chips maison à base de pomme de terre, carotte, radis noir ou betterave

Lavez puis pelez les légumes. Coupez les en tranches fines avec un robot ou une mandoline ou sinon un grand couteau. Plongez les tranches dans de l'eau froide et séchez lez avec un torchon ou du papier absorbant. Assaisonnez les tranches avec un peu d'huile d'olive ou de pépin de raisin, sel, poivre et éventuellement des épices selon votre goût. Placez les tranches sur une feuille de papier sulfurisé disposée sur une plaque de cuisson du four. Pour la cuisson (environ 30 minutes à 160-170°C). Les chips doivent être croustillantes.

10) Gaspacho tomate/concombre

Dans un mixeur, mettez 4 tomates (pelées en fonction des goûts), 1 petit concombre (sans la peau et les pépins), 1 gousse d'ail, un peu de persil et/ou de basilic, mixez puis au dernier moment ajoutez 1 cuillère à café de vinaigre (xérès ou si vous n'en n'avez pas balsamique, cidre, framboise…), 2 cuillères d'huile d'olive, sel, poivre/ Mixez de nouveau puis placez la préparation 30 min. au frais avant de servir dans des vérines, verres ou petits bols.

IV. Dix idées de boissons pour vos apéritifs

1) Le club soda

Cette boisson est facilement réalisable en coupant un citron (jaune ou vert) en 2. Découpez une rondelle pour la présentation sur le verre et pressez le reste du citron dans le verre. Ajoutez des glaçons et de l'eau pétillante et dégustez cette boisson simple et rafraichissante.

2) Boisson à base de gingembre, menthe fraiche et concombre

Faites bouillir 75 cl d'eau avec un dé de gingembre frais d'environ 1 cm de côté dans une casserole. Une fois l'eau à ébullition, coupez le feu et ajoutez une bonne dizaine de feuille de menthe préalablement lavée puis laissez infuser en couvrant la casserole avec une assiette par exemple. Une fois la préparation refroidie, versez la dans un pichet après avoir ajouté un demi concombre coupé en fine lamelle et le jus d'un citron (s'il est non traité vous pourrez le laisser avec la peau dans le pichet). Placez la boisson au frigo et consommez la une fois bien refroidie.

3) Thé vert glacé aux épices

Faites bouillir 75 cl d'eau dans une casserole. Une fois l'eau à ébullition, coupez le feu et ajoutez un sachet (ou 2 cuillères à café si vous l'avez au détail) de thé vert, un bâton de cannelle (ou une demi-cuillère à café de cannelle en poudre), un morceau de curcuma frais (dé de 1 cm de côté ou une demi-cuillère de curcuma en poudre), le jus d'un demi citron vert ou jaune. Si vous souhaitez un petit goût sucré ajoutez une cuillère de miel (mais ce n'est pas obligatoire). Laissez reposer au réfrigérateur. Quand il fait chaud, ajoutez des glaçons dans votre verre avant de consommer ce thé rafraichissant. L'hiver, vous pouvez aussi boire cette boisson en la réchauffant dans une tasse.

4) Jus orange ananas

Si vous disposez d'une centrifugeuse, épluchez un ananas, pelez 4 pommes et enlevez les pépins, puis actionnez la machine. Un délicieux jus à consommer avec des glaçons fera votre bonheur

5) Jus de grenade maison

Prenez 2 grenades que vous allez décortiquer (vous pouvez le faire dans de l'eau froide) en enlevant la membrane blanche. Récupérez les grains et écrasez avec une cuillère en bois ou à soupe dans un bol. Filtrez la préparation avec un chinois ou un filtre à café. Vous pouvez ajouter un peu d'eau, selon votre goût puis consommez le jus avec des glaçons.

6) Jus de tomate, céleri, basilic

Lavez et coupez en quartiers 2 belles tomates bien mûres. Dans un mixeur, mettez les quartiers, environ 15 centilitres d'eau, 5 feuilles de basilic, 1 pincée de sel, 1 pincée de céleri moulu et le jus d'un demi-citron. Mixez et dégustez avec des glaçons. Vous pouvez également ajouter un peu de tabasco pour celles et ceux qui aiment quand c'est relevé.

7) « Virgin » mojito

Dans un bol, pressez 5 citrons verts de taille moyenne et ajoutez une grosse dizaine de feuilles de menthe que vous allez écrasez avec un pilon. Versez la préparation dans un shaker dans lequel vous allez également ajouter 4 cuillères à soupe de sirop d'agave, au moins 6 glaçons (ou un petit verre de glace pilée) et environ 25 cl d'eau gazeuse fraîche. Secouez énergétiquement puis servez dans de grands verres en complétant avec de l'eau gazeuse. Consommez bien frais avec une paille.

7 bis) « Virgin » mojito fruit de la passion

Coupez 2 fruits de la passion en 2. Avec une petite cuillère récupérez la pulpe à l'intérieure avec les graines. Passez au mixeur puis dans un filtre à café ou un chinois pour enlever les restes de graines et versez le jus dans un shaker. Ajoutez le jus de 2 citrons verts, 5 cuillères à soupe de sirop d'agave, au moins 6 glaçons (ou un petit verre de glace pilée) et environ 25 cl d'eau gazeuse fraîche. Secouez énergétiquement puis servez dans de grands verres en complétant avec de l'eau gazeuse. Consommez bien frais avec une paille.

8) Boisson à la menthe et au litchi

Nettoyez une dizaine de litchis frais et placer les fruits dans un mixeur avec 8-10 feuilles de menthe et 20 cl d'eau. Filtrez la préparation dans un chinois en pressant bien avec une cuillère. Dans un verre mettez 1 cuillère de sirop d'agave, 4 glaçons, puis la préparation. Remuez puis dégustez.

9) Boisson à la pastèque et aux mûres

Dans un mixeur, mettez environ 1 demi pastèque (de taille moyenne ou ¼ pour les grosses), ainsi qu'une vingtaine de mûres. Mixez puis filtrez la préparation dans un chinois. Servez bien frais avec des glaçons et une feuille de menthe.

10) Boisson fraîche au melon

Coupez en 2 un gros melon ou 2 petits, enlevez les graines et la peau. Dans un mixeur placez la chair du melon coupée en morceaux, ajoutez un demi citron jaune ou un citron vert et mixez. Si le melon n'est pas très sucré ajoutez une cuillère à café de sirop d'agave dans chacun des 2 grands verres, puis versez la préparation et ajoutez 25 cl d'eau pétillante bien fraiche dans chacun des verres ainsi que 2 glaçons pour finir.